Kapitelübersicht

Stichwortverzeichnis

Abkürzungsverzeichnis

AEMP	Aufbereitungseinheit für Medizinprodukte
AIDS	Acquired Immunodeficiency Syndrome
Ar	Argon
ASA	American Society of Anesthesiologists
ASS	Acetylsalicylsäure
AWMF	Arbeitsgemeinschaft der Wissenschaftlichen Medizinischen Fachgesellschaften e. V.
AWR	Aufwachraum
BWS	Brustwirbelsäule
C	Celsius
ca.	circa
CH_2O	Formaldehyd
cm	Zentimeter
CO_2	Kohlenstoffdioxid/Kohlendioxid
COVID	Corona Virus Desease
CVI	Chronische venöse Insuffizienz
DCP	Dynamic Compression Plate
DIN	Deutsches Institut für Normung
EN	Europäische Norm
FFP	Filtering Face Piece
Gy	Gray
HBV	Hepatitis B Virus
HIV	Human Immunodeficiency Virus
HWS	Halswirbelsäule
ICU	Intensive Care Unit
IMC	Intermediate Care
IPK	intermittierende pneumatische Kompression
J	Jahre, Joule
Kap.	Kapitel
Kg	Kilogramm
L	Liter
LC DCP	Limited Contact Dynamic Compression Plate
LCP	Locking Compression Plate
LWS	Lendenwirbelsäule
mmHG	Millimeter Quecksilbersäule
m	Meter
M.	Musculus
max.	maximal
Min.	Minute(n)
mind.	mindestens
Mio.	Millionen
ml	Milliliter
mm	Millimeter
mSv	Millisievert
Mrd.	Milliarden
MRE	multiresistente bakterielle Erreger
MRSA	Methicillin-resistente Staphylococcus aureus
MTPS	Medizinische Thrombose-Prophylaxe-Strümpfe
MuschG	Mutterschutzgesetz
NaCl	Natriumchlorid = Kochsalz
nm	Nanometer
N_2O	Distickstoffmonoxid = Lachgas
o.	oder
O_2	Oxygenium = Sauerstoff
OP	Operation/Operationsbereich
PAP	Papanicolaou
pAVK	periphere arterielle Verschlusskrankheit
PVC	Polyvinylchlorid
RKI	Robert Koch-Institut
SARS-CoV-2	schweres akutes respiratorisches Syndrom-Coronavirus-2
s	Sekunden
S.	Staphylococcus
sog.	sogenanntes
Std.	Stunden
STIKO	Ständige Impfkommission
s. u.	siehe unten
Sv	Sievert
Tab.	Tabelle
TBC	Tuberkulose
TVT	tiefe (Bein-)Venenthrombose
VTE	Venöse Thromboembolie
ZSVA	Zentrale Sterilgutversorgungsabteilung
µm	Mikrometer

[1] Arbeitsgemeinschaft der Wissenschaftlichen Medizinischen Fachgesellschaften e. V. [AWMF] (2015). S3-Leitlinie Prophylaxe der venösen Thromboembolie (VTE) (2. komplett überarbeitete Auflage). AWMF-Institut für Medizinisches Wissensmanagement

[2] Bundeszentrale für gesundheitliche Aufklärung [BZgA]. (2023, Dezember). CORONAVIRUS SARS COV-2/COVID-19. Informationen über Krankheitserreger beim Menschen - Impfen und Hygiene schützen! https://www.infektionsschutz.de/download/5895-1653381047-BZgA_Erregersteckbrief-SARS-CoV-2.pdf (letzter Zugriff 21.03.2024)

[3] Bundeszentrale für gesundheitliche Aufklärung [BZgA]. (2023, Dezember). HEPATITIS A. Informationen über Krankheitserreger beim Menschen - Impfen und Hygiene schützen! https://www.infektionsschutz.de/download/5897-1652277620-BZgA_Erregersteckbrief-Hepatitis-A.pdf (letzter Zugriff 21.03.2024)

[4] Colton, C., Orson, J. (2018). Schrauben-Form und Funktion. AO Foundation/AO Trauma. https://media.aofoundation.org/trauma/-/media/project/aocd/ao-trauma/documents/competency-based-education/handout_screws_german_high.pdf?rev=a060904606174f7a85c8a9a959f99fc2 (letzter Zugriff 21.03.2024)

[5] Colton, C., Orson, J. (o. J.). Platten-Form und Funktion. AO Foundation/AO Trauma. https://media.aofoundation.org/trauma/-/media/project/aocd/aotrauma/documents/competency-based-education/handout_plates_german_final.pdf?rev=752f40da94ca443f8bb00bb47c716e1a (letzter Zugriff 21.03.2024)

[6] Depenbusch, G. (2002). Heiße Tipps gegen coole Fälle. Erschienen in intensiv – Fachzeitschrift für Intensivpflege und Anästhesie 10/2002; 48–59. Georg Thieme Verlag KG: Stuttgart

[7] Deutsches Netzwerk für Qualitätsentwicklung in der Pflege (Hrsg.) (2017). Expertenstandard Dekubitusprophylaxe in der Pflege (2. Aktualisierung). Hochschule Osnabrück

[8] Menche, N., Keller, C., Teigeler, B. (Hrsg.) (2023). PflegeHeute (8. Auflage). Elsevier: München

[9] Müller, D. (Hrsg.) (2023). Operationstechnische Assistenz. Lehrbuch für die OTA-Ausbildung. Elsevier: München

[10] Robert Koch-Institut [RKI]. (2023, Dezember). Empfehlungen zur Prävention und Kontrolle von Methicillin-resistenten Staphylococcus aureus-Stämmen (MRSA) in medizinischen und pflegerischen Einrichtungen https://www.rki.de/DE/Content/Infekt/Krankenhaushygiene/Kommission/Downloads/MRSA_Rili.pdf?__blob=publicationFile (letzter Zugriff 21.03.2024)

[11] Robert Koch-Institut [RKI]. (2023, Dezember). Hepatitis B und D. RKI-Ratgeber. https://www.rki.de/DE/Content/Infekt/EpidBull/Merkblaetter/Ratgeber_HepatitisB.html (letzter Zugriff 21.03.2024)

[12] Robert Koch-Institut [RKI]. (2023, Dezember). Hepatitis C. RKI-Ratgeber. https://www.rki.de/DE/Content/Infekt/EpidBull/Merkblaetter/Ratgeber_HepatitisC.html (letzter Zugriff 21.03.2024)

[13] Robert Koch-Institut [RKI]. (2023, Dezember). Hepatitis E. RKI-Ratgeber. https://www.rki.de/DE/Content/Infekt/EpidBull/Merkblaetter/Ratgeber_HepatitisE.html (letzter Zugriff 21.03.2024)

[14] Robert Koch-Institut [RKI]. (2023, Dezember). HIV-Infektion/AIDS. RKI-Ratgeber. https://www.rki.de/DE/Content/Infekt/EpidBull/Merkblaetter/Ratgeber_HIV_AIDS.html (letzter Zugriff 21.03.2024)

[15] Robert Koch-Institut [RKI]. (2023, Dezember). Infektionsprävention im Rahmen der Pflege und Behandlung von Patienten mit übertragbaren Krankheiten. Empfehlung der Kommission für Krankenhaushygiene und Infektionsprävention (KRINKO) beim Robert Koch-Institut https://edoc.rki.de/bitstream/handle/176904/262/24dsPsW8SC3AxU.pdf?sequence=1&isAllowed=y (letzter Zugriff 21.03.2024)

[16] Robert Koch-Institut [RKI]. (2023, Dezember). Tuberkulose. RKI-Ratgeber. https://www.rki.de/DE/Content/Infekt/EpidBull/Merkblaetter/Ratgeber_Tuberkulose.html#DdA (letzter Zugriff 21.03.2024)

[17] Schmidt-Bräkling, T., Pohl, U., Gosheger, G., Van Aken, H. (2017). Patientenlagerung im OP. Georg Thieme Verlag: Stuttgart

[18] Torossian A., Becke K., Bein B., Bräuer A., Gantert D., Greif R., Höcker J., Horn E. P., Kimberger O., Klar E., Nuhn P., Ruchholtz S., Schwappach D., Welk I., Wulf H. (2019). S3 Leitlinie Vermeidung von perioperativer Hypothermie (2. überarbeitete Auflage). AWMF-Institut für Medizinisches Wissensmanagement

Abbildungsnachweis

Der Verweis auf die jeweilige Abbildungsquelle befindet sich bei allen Abbildungen im Werk am Ende des Legendentextes in eckigen Klammern. Alle nicht besonders gekennzeichneten Grafiken und Abbildungen © Elsevier GmbH, München.

E1350	Robinson DS. Modern Dental Assisting, 14th edition. Elsevier, 2023.
E1351	Sherer MAS, Visconti PJ, Dabr PJVP, Ritenour ER, Haynes KW: Radiation protection in medical radiography. Elsevier Mosby, 2021.
E607-005	Muscolino JE. Kinesiology - The Skeletal System and Muscle Function, 4th Edition, Elsevier 2022
E665-05 / L157	McRae R., Esser, M: Practical Fracture Treatment. Elsevier/ Churchill Livingstone, 5. Aufl. 2008 / Susanne Adler, Lübeck
E665-05 / L157	McRae R., Esser, M: Practical Fracture Treatment. Elsevier/ Churchill Livingstone, 5. Aufl. 2008 / Susanne Adler, Lübeck
E809	Aschemann, D., Gänsslen, A. (2005). Standardlagerungen. In: Krettek, C., Aschemann, D. (eds) Lagerungstechniken im Operationsbereich. Springer, Berlin, Heidelberg. https://doi.org/10.1007/3-540-26348-9_8
G1099	Fossum Welch, T.: Small Animal Surgery. Elsevier/ Mosby. 5th ed. 2019
G1308	Boyd LRB. Dental Instruments: A Pocket Guide. 7th ed. St Louis: Elsevier; 2021.
G860-003	Hagberg, C.: Hagberg's and Benumof's Airway Management, 5.A. Elsevier, 2023
K115	Andreas Walle, Hamburg
K183	Eckhard Weimer, Würselen
K436	Martin Wilczynski, Hatten
L138	Martha Kosthorst, Borken
L157	Susanne Adler, Lübeck
M1115	Alexander Wilm, Würzburg
M1377	Dennis Müller, Hamburg
V220	PAUL HARTMANN AG, Heidenheim
V228	Synthes GmbH & Co. KG, Umkirch
V452	Cardinal Health GmbH, Deutschland
V490	pfm medical ag, Köln

Fehler gefunden?

An unsere Inhalte haben wir sehr hohe Ansprüche. Trotz aller Sorgfalt kann es jedoch passieren, dass sich ein Fehler einschleicht oder fachlich-inhaltliche Aktualisierungen notwendig geworden sind.
Sobald ein relevanter Fehler entdeckt wird, stellen wir eine Korrektur zur Verfügung. Mit diesem QR-Code gelingt der schnelle Zugriff.

https://else4.de/978-3-437-25164-1

Wir sind dankbar für jeden Hinweis, der uns hilft, dieses Werk zu verbessern. Bitte richten Sie Ihre Anregungen, Lob und Kritik an folgende E-Mail-Adresse: kundendienst@elsevier.com

„Akutes Abdomen“ bezeichnet kein eigenständiges Krankheitsbild, sondern eine Ansammlung bestimmter Symptomatiken, die intra- oder extraabdominelle Ursache haben können. Da es sich um ein akut auftretendes, sehr schmerzhaftes Ereignis handelt, ist eine schnelle Intervention erforderlich, um eine Lebensbedrohung abzuwenden.[9]

Ursachen

Intraabdominelle Ursachen

- Akute Appendizitis
- Akute Pankreatitis
- Divertikulitis
- Ulcus (-perforation)
- Morbus Crohn
- Perforation oder Obstruktion (Verschluss) eines Organs
- Ileus
- Abdominelle Verletzungen, z. B. spontane/sekundäre Milzruptur
- Gefäßerkrankungen, z. B. (gedeckt) perforiertes Aortenaneurysma

Extraabdominelle Ursachen

- Thorax: Herzinfarkt, Pneumonie, basale Pleuritis (Entzündung des unteren Pleurateils), Pneumothorax, Lungenembolie, Ösophagitis, Ösophagustumoren
- Retroperitoneum: Nierenkolik, Niereninfarkt
- Bauchwand: Hämatome z. B. durch Marcumartherapie
- Inkarzerierte Inguinal- oder Femoralhernie

Leitsymptome

- Akute Bauchschmerzen (→ Abb. 1.1)
- Störung der Darmperistaltik mit Übelkeit
- Erbrechen bis hin zum Stuhlerbrechen (Miserere) bei Ileus
- Fieber

1 Rechter Oberbauch

Hepatitis, Leberzirrhose, Lebertumor, Leberruptur, Gallensteine, Cholezystitis, Ulcus duodeni, Nephrolithiasis, Pyelonephritis, subphrenischer Abszess, basale Pneumonie

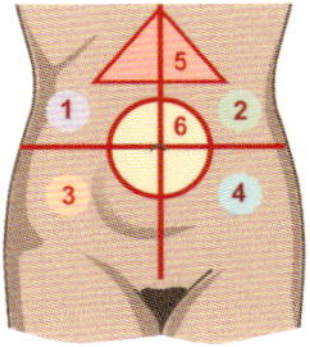

2 Linker Oberbauch

Milzruptur, Pankreatitis, Ulcus ventriculi,Ulcus duodeni, Kolitis, Nephrolithiasis, Pyelonephritis, Herzinfarkt, Angina pectoris, subphrenischer Abszess, basale Pneumonie

3 Rechter Unterbauch

Appendizitis, Ileitis (Morbus Crohn), Hernien, Salpingitis/Adnexitis, Ovarialzysten, Bauchhöhlenschwangerschaft, Ileus, Uretersteine, Leistenhernie, Hodentorsion, Harnverhalt

4 Linker Unterbauch

Leistenhernien, Divertikulitis, Kolontumor, Salpingitis/Adnexitis, Ovarialzysten, Bauchhöhlenschwangerschaft, Uretersteine, Hodentorsion, Harnverhalt

5 Epigastrisch

Hiatushernie, Ösophagitis, Ulcus ventriculi, Magentumor, Herzinfarkt, Angina pectoris

6 Periumbilikal

Pankreatitis, Appendizitis, Aortenaneurysma, Meckel-Divertikel

Abb. 1.1 Quadrantenschema zur Schmerzsymptomatik [L157]

- Abwehrspannung
- Kreislaufprobleme bis zum Schock
- Kaltschweißigkeit
- Schlechter Allgemeinzustand

Absolute Notfallindikationen

- Milzruptur, Leberruptur
- Endoskopisch nicht stillbare Blutung eines Magenulcus
- Magenperforationen

Therapie

- Sowohl konservativ als auch chirurgisch möglich
- Genaue Therapiewahl abhängig von der Befundstellung
- Ergibt die Vorabdiagnostik keinen gesicherten Befund, erfolgt zunächst eine explorative Laparotomie mit weiteren Vorgehen nach Befund

Handlungsempfehlungen

- **Ruhe bewahren!**
- **Schnelle Informationen** von behandelndem Arzt einholen:
  - Ursache/Befund klar?
  - Laparoskopisches oder konventionelles Vorgehen?
  - Patientenpositionierung?
  - Kind oder Erwachsener?
- Zuständigkeiten (**Springen/Instrumentieren**) im Kollegium klären
- Der **Patient** kommt schnellst möglich in den OP (auch in **Straßenkleidung** durch die Notfalltür möglich)
- Wenn nicht genügend Zeit für eine chirurgische Händedesinfektion bleibt, tragen die **Operateure zwei Paar Handschuhe**
- Auf eine **Blutstillung** der Haut und Subcutis wird u. U. **verzichtet**
- **Zusätzlichen Sauger** besorgen, evtl. **Cellsaver** in Betrieb nehmen
- Instrumentierende Kraft benötigt **viele Schalen** zum Auffangen des Blutes
- **Viele Bauchtücher** und Streifen vorbereiten
- **Warme Kochsalzlösung** vorbereiten (2–3 L)
- Die **Leber** kann eine Zeit lang **gedrosselt** werden, **Gefäßzügel** und **Tourniquet** vorbereiten
- Muss die **Milz** entfernt werden, viele **Overholt** bereitlegen, damit keine Ligaturen geknüpft werden müssen
- **Umstechungen** und **Gefäßnähte vorbereiten**

Medizinische Gase werden im OP über Wandanschlüsse zur Verfügung gestellt. Bei Argon kommt es aber i. d. R. zu einer Bereitstellung in Flaschen (Kennzeichnung farblich: grau mit grüner Manschette und mit chem. Symbol des Gases (Ar) und weiteren Warnsymbolen). [9]

Eigenschaften

Argon ist unter Normalbedingungen gasförmig. Es ist ein chemisches Element und zählt zu den sog. Edelgasen. Dies bedeutet, dass dieses Element äußerst reaktionsträge in Bezug auf andere Elemente ist.

- Schwerer als Luft
- Nicht brennbar
- Nicht giftig
- Erstickend in hohen Konzentrationen
- Elektrisch äußerst leitfähig
- Sehr gut für Koagulationen an schwer zugänglichen Stellen ohne das Gewebe berühren zu müssen

Anwendungsgebiet

- Verwendung beim Argon-Ionen-Lasergerät (Haut-/Augenchirurgie)
- Verwendung bei der Argon-Beamer-Hochfrequenzkoagulation

MERKE

Tiefgekühltes, flüssiges Gas kann Erfrierungen hervorrufen.

Gefahrenpotenziale

- Beim Umgang mit dem Produkt für ausreichende Belüftung sorgen, da eine Übersättigung der Luft zur Erstickungsgefahr führen kann.
- Einatmen erhöhter Konzentrationen kann außerdem zu Übelkeit, Bewusstseinsstörungen und -verlust sowie Kopfschmerzen, Schwindel, Erbrechen und zum Tod führen.
- Bei Flaschenverwendung kann es aufgrund der ebenso grünen Manschette zur Verwechslung mit Sauerstoff kommen, dessen Flasche allerdings in der Grundfarbe weiß ist (→ Kap. 26 Sauerstoff)!

Blutsperre: Bei einer Blutsperre wird die zu operierende Extremität über eine spezielle Druckmanschette abgebunden, so dass der Blutzustrom und der Blutabfluss unterbrochen sind. Dies **sperrt das OP-Gebiet** vor übermäßigem Blutaustritt.[9]

Blutleere: Auch bei einer Blutleere wird die zu operierende Extremität über eine spezielle Druckmanschette abgebunden. Allerdings wird sie im Vorfeld mit einer Gummibinde von distal nach proximal ausgewickelt, so dass sämtliches in ihr befindliches Blut entfernt wird, bevor die Druckmanschette aktiviert wird. Dies garantiert ein **blutleeres OP-Gebiet** (→ Abb 3.1).

Gründe für eine Blutsperre bzw. Blutleere

- Bessere Übersicht im Operationsgebiet
- Leichteres atraumatisches Präparieren
- Niedrigerer Blutverlust intraoperativ

Komplikationen

- Haut- und Weichteilschädigungen
- Muskel- und Nervenschädigung unter der Haut

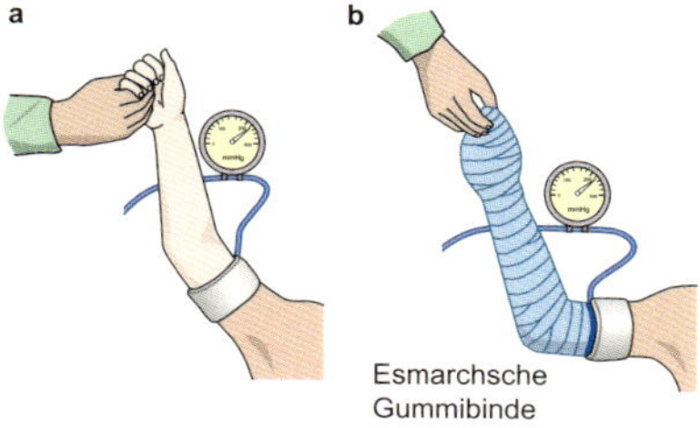

Abb. 3.1 a) Blutsperre und b) Blutleere [L157]

- Zirkulationsstörungen, führen zu:
  - späteren Hämatomen
  - postoperativen Arterienspasmen
  - Blutdruckanstieg intraoperativ
  - Blutdruckabfall nach Öffnen der Blutsperre/-leere
- Beeinflussung der Laborparameter
- Lungenembolien nach dem Öffnen
- Postoperatives Kompartmentsyndrom

Erforderliche Materialien

- Polsterwatte zur Unterpolsterung der Manschette
- Pflaster, saugfähiges Tuch oder Gummimanschette als Schutz vor Flüssigkeit
- Geeignete Druckmanschette (Arm o. Bein/Kind o. Erwachsener):
  - 8 cm für den Oberarm
  - 10 und 12 cm für den Oberschenkel
  - 6 cm für Kinder (je nach Alter)
- Manometer zur Druckregelung
- Zeitmessgerät (Zeitschaltuhr, Eieruhr o. Ä.)
- Gummibinde (Blutleere)

TIPP

Bei Eingriffen an den Fingern können statt einer Druckmanschette am Oberarm auch ein **abgeschnittener Handschuhfinger** oder ein Gummischlauch direkt am Finger verwendet werden.

Höhe des Blockungsdrucks

MERKE

Die Auswahl der Blockungsdruckhöhe obliegt ausschließlich der Operateurin oder dem Operateur! Die Überwachung des Drucks wiederum liegt in den Händen des OP-Pflegepersonals.

- Am Arm: 250–300 mmHg
- Am Bein: 350–400 mmHg
- Bei adipösen und muskulösen Extremitäten kann der Druck bei Bedarf auch höher eingestellt werden
- Bei kachektischen oder zierlichen Extremitäten sollte der Druck niedriger sein. Dies gilt auch für Kinder < 12 J!

Dauer der Blockung

- Empfohlene Maximaldauer für die Ischämie 60–90 Min. Eine Ausdehnung auf 2 Std. ist bei jungen und ansonsten gesunden Geweben möglich.
- Der Chirurg sollte nach den ersten 60 Min. und dann alle weiteren 30 Min. informiert werden.
- Bei länger notwendiger Blutsperre: Blockungspause von 20 Min. zur Reperfusion einhalten. Anschließend weitere 30–40 Min. Ischämie möglich.

MERKE

Die **Höhe** und die **Dauer** des angelegten Drucks müssen **exakt dokumentiert** werden.

Anlage einer Blutsperre oder Blutleere

- Die gewünschte Extremität an der Anlagestelle (mittiger Oberschenkel bzw. Oberarm) mit Polsterwatte umwickeln, um eine Faltenbildung, Einklemmung oder Scherkräfte auf die Haut zu verhindern
- Die passende Manschette absolut glatt um die Extremität legen
- Der Schlauch der Manschette läuft dabei seitlich an der Extremität entlang, vom OP-Gebiet weg
- Die Ränder der Manschette mit Pflaster, saugfähigen Tüchern oder einer Gummimanschette vor Flüssigkeitseintritt schützen

- Anschluss der Druckmanschette an das Manometer zum Druckaufbau
- Ggf. Hautdesinfektion und chirurgische Abdeckung
- Anheben der Extremität
- Ggf. Auswickeln der Extremität mittels Gummibinde → Blutleere
- Aktivieren der Druckmanschette durch Einstellen des gewünschten Drucks am Manometer
- Starten der Zeitmessung

TIPP

Nach dem Öffnen der Blutsperre/Blutleere dauert es ein wenig, bevor wieder Blut in den Situs strömt und eine akkurate Blutstillung erfolgen kann.

Kontraindikationen

- Schwere Haut- od. Weichteilschädigungen, z. B. Frakturen III. und IV. Grades
- Manifestes Kompartmentsyndrom mit gefährdeter Muskeldurchblutung
- Z. n. mikrochirurgischer Muskellappen- bzw. Hauttransplantation
- Vorausgegangene gefäßchirurgische Rekonstruktion
- Verdacht auf tiefe Beinvenenthrombose
- Verdacht auf pAVK
- Akute Weichteil- und Knocheninfektionen
- Maligne Tumoren
- Ggf. chronische Weichteil- und Knocheninfektionen

Das Coronavirus oder auch SARS-CoV-2 besteht aus vielen verschiedenen Virusvarianten. Das Virus sorgte mit der Erkrankung COVID-19 zwischen 2020 und 2022 für eine pandemische Lage.[9]

Ursache/Erreger

- Virus: SARS-CoV-2

Lokalisation am/im menschlichen Körper

- Primär in den oberen und unteren Atemwegen sowie im Sputum
- Gesamtes Körpersystem (Blutkreislaufsystem, andere Organe)

Epidemiologie/Klinik

- Infektionen mit dem Coronavirus führen zu COVID
- Eine Infektion kann sehr unterschiedlich und auch unterschiedlich stark verlaufen. Ein symptomloser Verlauf ist genauso möglich wie ein tödlicher Verlauf
- Zu den wichtigsten Symptomen gehören:
  - Atembeschwerden bis Atemnot
  - Husten, Fieber, Schnupfen, Halsschmerzen, Störungen des Geruchs- und Geschmacksempfindens
  - Kopf- und Gliederschmerzen
  - Auch Magen-Darm-Beschwerden sind möglich
- In schlimmsten Fällen kann es zu Komplikationen wie Lungenentzündungen, entzündlichen Erkrankungen von Nerven, Gehirn oder Hirnhäuten sowie Erkrankungen des Herz-Kreislauf-Systems bis hin zum Organversagen kommen

TIPP

Die STIKO empfiehlt eine **Schutzimpfung** zur Grundimmunisierung sowie **Auffrischungsimpfungen** (Booster-Impfungen), um vor schweren Krankheitsverläufen geschützt zu sein.

Übertragungswege

- Von Mensch zu Mensch:
  - Einatmen virushaltiger Partikel beim Husten oder Sprechen (Tröpfcheninfektion)
- Aerosole (kleine Tröpfchen) in der Luft:
  - Schweben eine Zeit lang in der Luft und verbreiten sich daher sehr gut in geschlossenen Räumen
- Risikominimierung bei Abständen von > 2 m von Patienten
- Schmierinfektion über Hände und/oder Oberflächen:
  - **Coronaviren überleben mehrere Tage auf Oberflächen**

MERKE

Infizierte Personen können bereits ansteckend sein, bevor sie Krankheitszeichen entwickeln. Das Ansteckungsrisiko ist etwa in den fünf Tagen um den Symptombeginn herum am höchsten.

Hygienische Maßnahmen beim Umgang mit infizierten Personen

- Konsequentes Einhalten der **Basishygiene** (→ Kap. 14 MRSA)
- Durchgängiges Tragen einer **FFP2-Maske auch durch Patienten** (bis zur Intubation und ab der Extubation)
- Verwendung eines **viruziden (Hände-)Desinfektionsmittels**
- Unterbringung in einem **separaten Saal, isoliert** von anderen Patienten
- Idealerweise Nutzen einer **separaten Schleuse**
- Üblicherweise OP am Ende des OP-Programms planen **(RKI-Gruppe 4)**
- Die Raumlufttechnische Anlage des Saals wird auf **Unterdruck** für kontaminiertes Arbeiten eingestellt: Die **Saaltüren** sind daher **geschlossen** zu halten

- Wird etwas benötigt, mit einem **Außenspringer** arbeiten: Niemand verlässt intraoperativ den Saal, sobald der Patient vor Ort ist
- Im Vorfeld alle **benötigten Materialien, Instrumente und Geräte** in den Saal bringen
- Sämtliche **nicht notwendigen Materialien, Gerätschaften und Mobiliare** sollten entweder aus dem Saal entfernt oder sorgfältig abgedeckt werden
- Sämtliche **Schutzausrüstungsgegenstände** werden vor Verlassen des Saals **entsorgt**
- Sämtliches Personal geht **postoperativ auf direktem Wege in die Personalschleuse** und kleidet sich komplett neu ein
- Im Saal sowie in der genutzten Patientenschleuse im Anschluss eine gründliche **Abschlussreinigung** (→ Kap. 14 MRSA) durchführen

Ein Dekubitus ist definiert als eine lokal begrenzte Schädigung der Haut und/oder des darunterliegenden Gewebes, typischerweise über knöchernen Vorsprüngen, infolge von Druck oder Druck in Verbindung mit Scherkräften. Dies bedeutet: Dekubitus bzw. Dekubitalulzera können sowohl in der Haut (Epidermis/Dermis) als auch in den darunterliegenden Schichten (subkutanes Fettgewebe, Muskulatur) entstehen, ohne dass die Haut dabei (zunächst) beschädigt sein muss.[7]

Ursachen

- Kontinuierlicher Druck über einen Zeitraum. Physikalisch betrachtet ist Druck (p) das Wirken einer Kraft (F) (hier: Patientengewicht) auf eine Fläche (A) (hier: Auflagefläche). Es gilt: **p = F geteilt durch A.** Umso mehr Zeit vergeht, desto schädlicher wird der Druck.
- Scherkräfte begünstigen die Entstehung eines Dekubitus (→ Abb. 5.1).

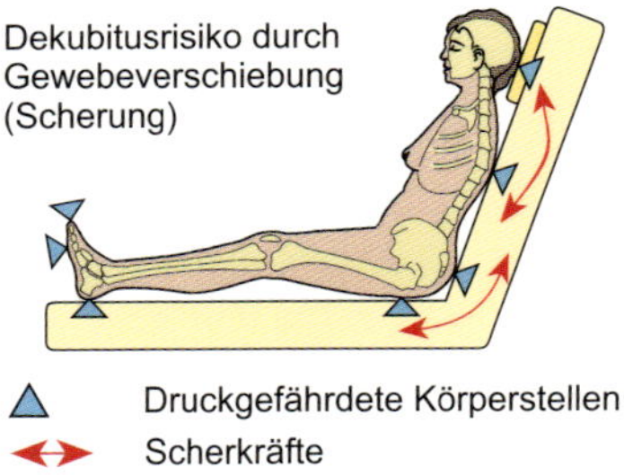

Abb. 5.1 Scherkräfte [L157]

MERKE

Das Vergrößern der Kraft (F) und das Verkleinern der Fläche (A) haben beide den gleichen negativen Effekt: Der Wert für den Druck (p) wird größer! **Vergrößert sich jedoch die Fläche (A)** oder verkleinert sich die Kraft (F), **wird der Druck (p) geringer.** Beeinflussen können wir als positionierendes Pflegepersonal lediglich die Fläche. Auf alle anderen Faktoren haben wir keinen Einfluss!

Pathogenese

- **Immobilität** → **Druck multipliziert sich mit Zeit** → Komprimierung der blutversorgenden Gefäße → Mangeldurchblutung → Sauerstoff- und Nährstoffmangel; Anhäufung saurer Stoffwechselprodukte; irreversible Nervenschädigung → Weitstellung der Gefäße → Flüssigkeitsaustritt ins Gewebe → Ödembildung; Blasenbildung; Gefäßthrombose → **Dekubitus**

Einteilung (→ Abb. 5.2)

TIPP

Werden bei der Sichtung des Hautzustands des Patienten bereits bestehende Dekubitalulzera entdeckt, sollten diese unbedingt fotodokumentarisch in der Akte vermerkt werden.

Risikofaktoren

- Verminderte Aktivität und Mobilität (sprich: Immobilität)
- Verminderte Durchblutung und Sauerstoffversorgung der Haut
- Haut- und Dekubitusstatus
- Hautfeuchtigkeit
- Alter
- Blutwerte
- Ernährungszustand (Kachexie/Adipositas)

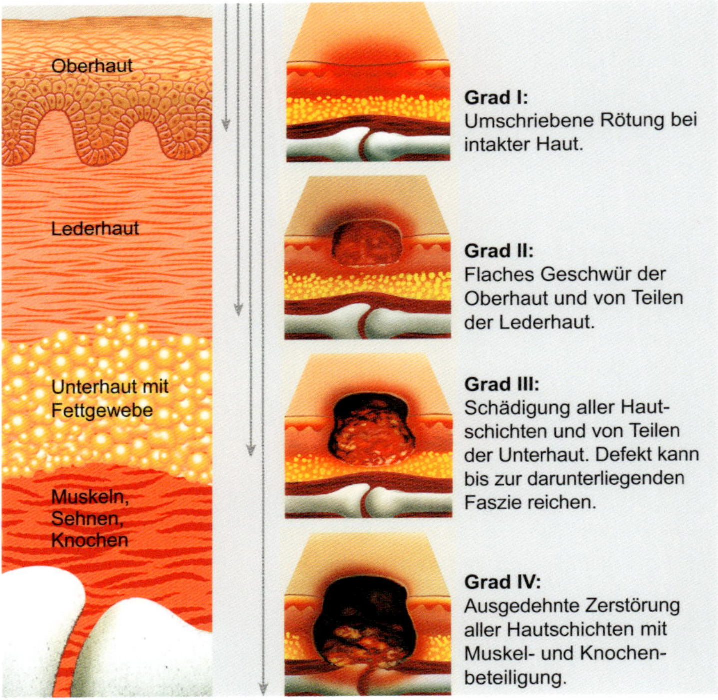

Abb. 5.2 Dekubitus-Einteilung gemäß der Internationalen Dekubitusleitlinie [V220]

- Allgemeiner Gesundheitszustand
- Harn- und Stuhlinkontinenz
- Stuhlinkontinenz allein
- Baumwolllaken

Präventive Maßnahmen im OP

- Vergrößerung der Auflagefläche und Verteilung der Gewichtskraft durch druckentlastende Polsterung mit Gel- oder Schaumstoffauflagen
- Vermeiden von Scherkräften bei der Positionierung

TIPP

Der Patientenkörper sollte stets leicht angehoben werden, wenn er auf dem OP-Tisch bewegt wird, und nicht einfach gezogen bzw. geschoben werden. Zur Entlastung der Haut von Scherkräften eignet sich ein Ausstreichen der aufliegenden Haut mit der flachen Hand.

Folgen von Dekubitalulzera

Für den Patienten

- Schmerzen
- Eingeschränkte Beweglichkeit und Mobilität
- Eingeschränkte Selbstständigkeit
- Soziale Isolation (z. B. bei übelriechenden Wunden)
- Reduzierte Lebensqualität
- Längere Verweildauer im Krankenhaus

Für das Krankenhaus und das Gesundheitswesen

- Längere Verweildauer (durchschnittlich 5,3 Tage)
- Dadurch erhöhte Kosten (geschätzte 200 Mio. Euro Krankenhauskosten, 750 Mio. bis 2 Mrd. Euro Gesamtkosten für das Gesundheitssystem)

Man unterscheidet zwischen inneren und äußeren Drainagen. Äußere Drainagen dienen der Ableitung vom Körperinneren nach außen in eine Flasche oder einen Beutel. Bei einer inneren Drainage findet die Ableitung rein im Körper statt, z. B. zwischen Niere und Blase.[9]

Ziele einer Drainageneinlage

- Vorbeugung einer Abszessbildung
- Ableitung von (pathologischen) Flüssigkeiten wie z. B. Blut, Eiter, Galle, Pankreassaft, Lymphe, Luft, Zellresten
- Erkennen von Anastomoseinsuffizienzen bzw. Blutungen
- Wundinfektionen vorbeugen mit einer Saug-Spüldrainage
- Wundheilung fördern (durch Offenhalten einer Wunde)
- Druckentlastung bei intrakorporalen Flüssigkeitsansammlungen

Materialien

- **PVC:**
  - Erhöhtes Risiko, dass toxische Weichmacher austreten
  - Geeignet für Kurzzeitdrainagen
  - Durch Eiweißablagerungen im Lumen kann es zu Abflussstörungen kommen
  - Hat eine hohe Festigkeit, so dass diese unter Sog stehenden Drainagen nicht oder nur sehr selten kollabieren können
- **Silikon:** Synthetisch hergestellter Kunststoff, dem weder Weichmacher noch organische Zusatzstoffe hinzugefügt werden, daher finden keine Veränderungen im Körper statt
  - Geeignet für Langzeitdrainagen
  - Hat eine große Wärme- und Wasserbeständigkeit
  - Äußerst gewebeverträglich
  - Sehr flexibel und löst keine Inkrustationen aus
  - Da Silikon die Granulation nicht fördert, kann es nicht als Gallengangdrainage (Kurzzeitdrainage) verwendet werden

- Kostenintensiv in der Herstellung
- **Naturkautschuk/Latex:**
  - Löst lokale Gewebsreaktionen aus. Dies ist teils gewünscht, da es Epithelisierung fördern kann (z. B. bei der T-Drainage)
  - Oberflächenbeschaffenheit begünstigt ein Ansiedeln von Bakterien
  - Bei längerem Verbleib im Körper treten Zersetzungsprozesse auf, die positiven Eigenschaften sinken (Elastizität/Härte)
  - Eignet sich aufgrund der Gefahr allergischer Reaktionen, den veränderlichen Prozessen und Wirkungen auf das umliegende Gewebe nur als **Kurzzeitdrainage**
  - Wegen vermehrter allergischer Reaktionen nur noch selten im Einsatz
- **Silikonisiertes Latex:**
  - Durch Benetzung mit Silikon wird Latex reaktionsträge und es wird eine Eignung als Langzeitdrainage erreicht
- **Baumwolle:**
  - Dochtwirkung
  - Das Gaze/die Kompresse darf nicht fusseln, lose Fäden führen zu Wundheilungsstörungen
  - Kann mit Medikamenten getränkt werden
  - Verhindert den Wundverschluss

Einsatzgebiete

Bezeichnung	Bild	Material	Einsatzgebiete
Penrose	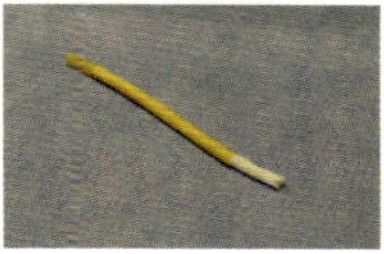 [M1115]	Mulldocht mit Latex- o. Silikonumrandung	Subkutan Infizierte Wunden Abzessspaltungen

Tab. 6.1 Verschiedene Drainagensysteme und ihre Einsatzgebiete

Bezeichnung	Bild	Material	Einsatzgebiete
Redon	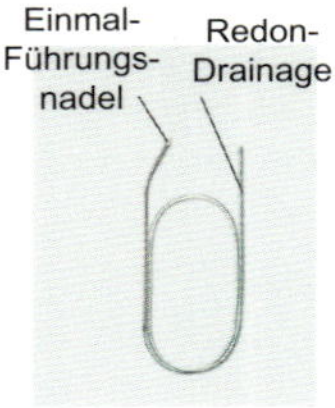 [V490]	PVC	Subkutan Gelenke
Jackson-Pratt	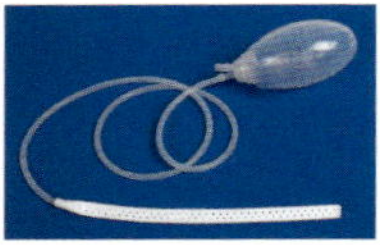 [G1099]	Silikon	Intraperitoneal: ohne Sog Subkutan: mit Sog
Robinson	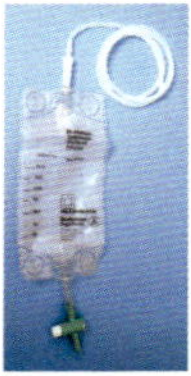 [K183]	Silikon	Intraabdominell
Easy-Flow	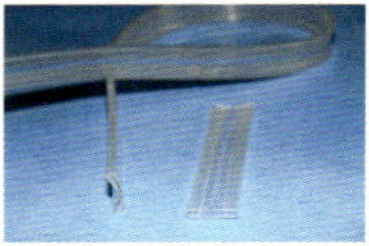 [M1115]	Silikon	Subkutangewebe Wunddrainage Infizierte Wunden intraabdominell

Tab. 6.1 Verschiedene Drainagensysteme und ihre Einsatzgebiete *(Forts.)*

Bezeichnung	Bild	Material	Einsatzgebiete
T-Drainage	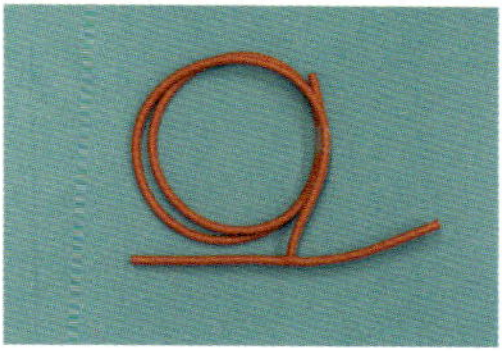 [K43€]	Latex o. Silikon	Perkutan transhepatisch Ductus choledochus
Bülau	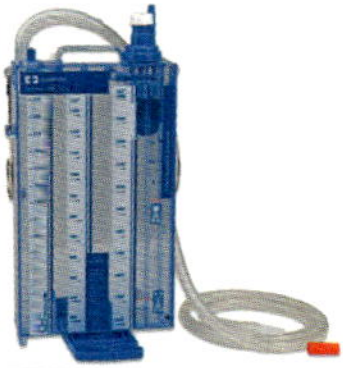 [V452]	Silikon	Pleuraspalt Intrathorakal: • Pleuraerguss • Pleuraempyem • Hämatothorax • Hämato-Pneumothorax

Tab. 6.1 Verschiedene Drainagensysteme und ihre Einsatzgebiete *(Forts.)*

MERKE

Im Bauchraum dürfen in keinem Fall Drainagen mit Sogwirkung eingelegt werden, da sonst Verletzungsgefahr für z. B. den Darm besteht.

Komplikationen

- Aufsteigende Infektionen, Verwachsungen
- Gewebereaktionen aufgrund des Materials oder Systems
- Schlechte Förderung durch Verlegung der Drainage
- Organ-/Gewebeverletzung durch eine starre Drainagenspitze
- Sekretreflux bei unsachgemäßer Handhabung
- Versehentliches Festnähen der Drainage bei tiefen Nähten
- Hineinrutschen/Herausfallen bei schlechter oder fehlender Annaht

Medizinische Gase werden im OP regelhaft über Wandanschlüsse zur Verfügung gestellt. Diese sind i. d. R. mit der Aufschrift AIR (engl.: Luft) gekennzeichnet. Der Anschluss selbst ist immer quadratisch (→ Abb. 7.1), passend zum Konnektor am Druckluftschlauch. Es ist allerdings auch eine Bereitstellung in Flaschen möglich. Diese sind entsprechend farblich und mit weiteren Warnsymbolen gekennzeichnet.[9]

Eigenschaften

Bei Druckluft handelt es um das Gasgemisch Luft, welches für medizinische Zwecke gereinigt sowie gefiltert und unter Druck i. d. R. über einen Wandanschluss zur Verfügung gestellt wird. Sie verfügt über folgende Eigenschaften:

- Der Druck liegt i. d. R. bei 6–8 Bar.
- Anschluss erfolgt mit Sicherheitskoppler, damit der Anschluss beim Entkoppeln niemanden verletzt.
- Für medizinische Zwecke gereinigt/gefiltert.

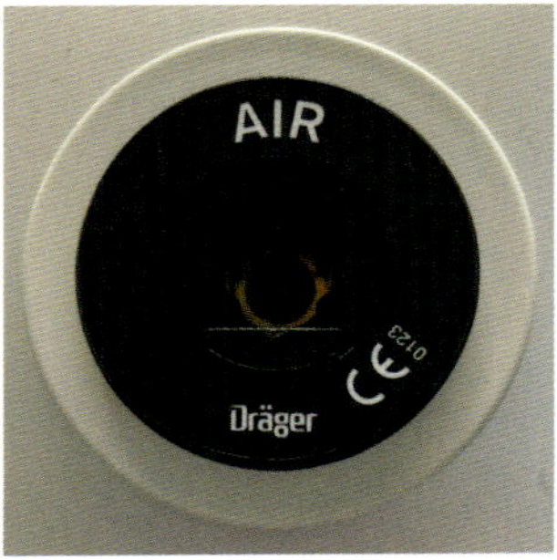

Abb. 7.1 Druckluftwandanschluss [M1377]

Anwendungsgebiete

- In erster Linie zum Betrieb von Turbinen (Bohrmaschinen) in der Traumatologie/Orthopädie u. Ä.
- In der AEMP/ZSVA zum Betrieb einer Druckluftpistole zur Reinigung und Trocknung von Hohlschaftinstrumenten und anderen Hohlräumen/Lumen

TIPP

Beim Abkoppeln einer Schlauchverbindung vom Druckluftanschluss kann es zu einem Knallgeräusch durch entweichende Luft kommen. Daher sollte vom Springer IMMER ein deutlicher Hinweis an die Anwesenden vor dem Abkoppeln gegeben werden.

Gefahrenpotenziale

- Es handelt sich um einen Luftstrom mit hohem Druck und hoher Geschwindigkeit, der bei unsachgemäßer Verwendung zu schweren Verletzungen führen kann.
- Ein gegen den Kopf gerichteter Druckluftstrahl kann zu Verletzungen der Augen oder der Ohren führen.
- Druckluft gegen den Mund gerichtet kann die Lungen oder den Magen schädigen.
- Wird Druckluft unter die Haut geblasen, z. B. durch eine offene Wunde, kann dies zu einer Luftembolie führen.

Entzündliche Erkrankung der Leber, welche von Virushepatitiden ausgeht. Diese existieren in Varianten von A bis E.[9]

Ursache/Erreger

- Hauptsächlich Viren: Hepatitiden in den Varianten A bis E

Lokalisation am/im menschlichen Körper

- Hepatitis A und E [3, 13]:
  - Im Stuhl der Erkrankten sowie im Serum (Blut)
  - Hepatitis E hält sich über Monate stabil auf Oberflächen
- Hepatitis B und D [11]:
  - Im Serum der Erkrankten (Viruslast HBV hoch konzentriert)
  - Speichel, Tränenflüssigkeit, Sperma, Vaginalsekret, Menstrualblut und Muttermilch (Kolostrum) (Viruslast HBV gering konzentriert)
- Hepatitis C [12]:
  - Im Serum der Erkrankten
  - Hält sich stabil auf Oberflächen
  - Bei hoher Viruslast auch in Speichel, Schweiß, Tränen und Sperma nachweisbar, das Ansteckungsrisiko ist hier jedoch sehr gering

Epidemiologie/Klinik

- Hepatitis A: Übelkeit, Erbrechen, Bauchschmerzen, Ikterus (Gelbfärbung von Haut und Bindehaut, dunkler Urin, entfärbter Stuhl, starker Juckreiz)
- Hepatitis B:
  - ⅓ verläuft akut ikterisch (siehe Hepatitis A); ⅓ verläuft anikterisch: u. a. Appetitlosigkeit, Gelenkschmerzen, Unwohlsein, Übelkeit, Erbrechen und Fieber; ⅓ verläuft asymptomatisch

- Akutes Leberversagen möglich
- Bei chronischen Verlauf Leberzirrhose bis Leberkarzinom möglich

- Hepatitis C:
  - Bei 75 % asymptomatisch oder nur unspezifische, z. B. grippeähnliche Symptome
  - Bei 25 % meist mild ausgeprägte Hepatitis
- Hepatitis D:
  - Tritt stets zusammen mit Hepatitis B auf
  - Führt in 90 % der Fälle zu einem chronischen Verlauf
  - Führt zu einer schwerer verlaufenden Lebererkrankung als eine alleinige HBV-Infektion: Risiko von Leberzirrhose und Leberkarzinom steigen
- Hepatitis E:
  - Überwiegend asymptomatisch
  - Ikterus eher selten
  - Dunkelfärbung des Urins, Entfärbung des Stuhls, Fieber, Oberbauchbeschwerden, Müdigkeit und Verlust des Appetits möglich

Übertragungswege

- Hepatitis A: fäkal-oral durch Schmierinfektion oder verunreinigte Nahrung, sexueller Kontakt (oral-anale Praktiken), Blutkontakt
- Hepatitis B und D: sexueller Kontakt, parenteral (Stichverletzungen), Blutkontakt, perinatal
- Hepatitis C: sexueller Kontakt, parenteral (Stichverletzungen), Blutkontakt
- Hepatitis E: vor allem durch Haus- und Wildschweinfleisch, zoonotisch (durch den Verzehr unzureichend gegartem Fleisch), parenteral, Schmierinfektion (sehr selten)

Hygienische Maßnahmen beim Umgang mit infizierten Personen

- Alle Arten von Hepatitisviren:
  - Einhalten der **Basishygiene** (→ Kap. 14 MRSA)
  - Verwendung **viruzider (Hände-)Desinfektionsmittel**
  - Im Saal eine **gründliche Abschlussreinigung** (→ Kap. 14 MRSA) durchführen
  - Sämtliche **Schutzausrüstungsgestände** werden vor Verlassen des Saals **entsorgt**
  - **Kontaminierte Bereichskleidung** wird umgehend gewechselt
- Hepatitis B, C und D:
  - Tragen **doppelter Handschuhe** bei operativen/invasiven Eingriffen
- Hepatitis C:
  - Verwendung von Instrumenten, bei denen das **Verletzungsrisiko minimiert** wird
  - Unbedingter Gebrauch von **Schutzbrille oder Visier** beim Patientenkontakt
  - Vermeidung von **Kanülenstichverletzungen**

TIPP

Eine Infektion mit Hepatitis B gilt bei Personal des Gesundheitswesens trotz verfügbarer **Schutzimpfungen** als **berufsbedingte Infektionskrankheit** und ist daher über die Berufsgenossenschaft abgesichert.

HIV kann eine Infektion auslösen, die wiederum bestimmte Zellen der Immunabwehr schwächt oder zerstört und so den Körper anfällig für bestimmte Erkrankungen macht. Diese Schwächung des Immunsystems nennt sich AIDS.[9]

Ursache/Erreger

- Virus: Human Immunodeficiency Virus

Lokalisation am/im menschlichen Körper

- Im Serum des Erkrankten[14]
- Sperma, Vaginalsekret, Flüssigkeitsfilm auf der Darmschleimhaut, Menstrualblut und Muttermilch (Kolostrum)

Epidemiologie/Klinik

- Akute Infektionsphase (2–3 Wochen nach Infektion):
  - Es kann zu Fieber, akuter Lymphknotenschwellung, diskretem Exanthem des Stammes, z. T. Durchfall und schmerzhaften Schluckbeschwerden kommen
- Symptomfreies Stadium über Monate bis Jahre
- Chronische Phase: unspezifische Störungen des Allgemeinbefindens, Veränderungen an Haut und Schleimhäuten und gastrointestinale Beschwerden

Übertragungswege

- Sexueller Kontakt, parenteral (Stichverletzungen), Blutkontakt, perinatal (kurz vor und vor allem während der Geburt)

MERKE

HIV wird **nicht** über Speichel, Tränenflüssigkeit, Tröpfcheninfektion, durch Insektenstiche oder über Nahrungsmittel bzw. Trinkwasser übertragen. Die Kontamination von intakter Haut mit virushaltiger (Körper-) Flüssigkeit **führt ebenso wenig zu einer Infektion.**

Hygienische Maßnahmen beim Umgang mit infizierten Personen

- Einhalten der **Basishygiene** (→ Kap. 14 MRSA)
- Verwendung **viruzider (Hände-)Desinfektionsmittel**
- Im Saal wird eine **gründliche Abschlussreinigung** (→ Kap. 14 MRSA) durchgeführt
- Sämtliche **Schutzausrüstungsgestände** werden vor Verlassen des Saals **entsorgt**
- **Kontaminierte Bereichskleidung** wird umgehend gewechselt
- Üblicherweise OP am Ende des OP-Programms planen **(RKI-Gruppe 4)**
- Tragen **doppelter Handschuhe** bei operativen/invasiven Eingriffen
- Verwendung von Instrumenten, bei denen das **Verletzungsrisiko minimiert** wird
- Unbedingter Gebrauch von **Schutzbrille oder Visier** beim Patientenkontakt
- Vermeidung von **Kanülenstichverletzungen**

MERKE

Wegen des erhöhten Risikos der Infektion des Neugeborenen durch eine HIV-positive Mutter, gerade unter der Geburt, empfiehlt sich zur Infektionsprävention eine **elektive Sectio,** wenn die Viruslast noch nachweisbar ist.

Unterstützende Ableitung von Urin aus der Harnblase unter Zuhilfenahme eines Instruments, dem Katheter.[9] Dies kann als präoperative, einmalige Ableitung oder als Daueranlage (Katheter und Auffangbeutel) vollzogen werden

Indikationen

- Eingriffe mit einer Dauer von > 2 Std.
- Abdominale Eingriffe in der Nähe der Blase
- Eingriffe an der Blase (per Einmalkatheterisierung)

Benötigte Materialien

Unsteril:

- Händedesinfektionsmittel, Schleimhautdesinfektionsmittel
- Wasserundurchlässige Schutzunterlage
- Abwurf

Steril:

- Einmalkatheter oder Dauerkatheter nach Anordnung (→ Abb. 10.1)
- Ablaufsystem (Urinbeutel) nach Anordnung
- Gleitmittel mit oder ohne Anästhetikum
- Einschlagtuch ca. 50 × 60 cm als sterile Ablagefläche
- Schlitz- bzw. Lochtuch
- Chirurgische Handschuhe
- Evtl. anatomische Pinzette
- 6 Stück Mulltupfer, Kompressen
- Auffangschale mit mind. 750 ml Volumen
- 10–20 ml Spritze mit Aqua oder Glycerinlösung zur Blockung

MERKE

NaCl ist als Blockungslösung ungeeignet, da es auf lange Sicht auskristallisieren kann und damit das schmerzfreie Entblocken erschwert oder sogar unmöglich macht.

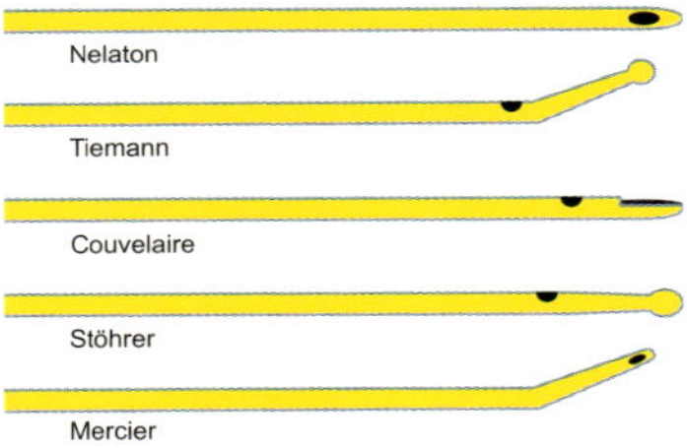

Abb. 10.1 Verschiedene Katheterspitzen [L138]

Vorgehen bei der biologischen Frau

1. Dauerkatheter ist mit Ablaufsystem konnektiert
2. Die Beine der Patientin leicht spreizen (lassen)
3. Sterile Handschuhe anlegen und Genitalbereich mit Lochtuch abdecken
4. Äußere Schamlippen mit je einem Tupfer von der Symphyse zum Anus desinfizieren
5. Äußere Schamlippen mit einer Hand spreizen und halten
6. Innere Schamlippen mit je einem neuen Tupfer desinfizieren
7. Harnröhrenöffnung mit einem neuen Tupfer desinfizieren
8. Sechsten Tupfer vor die Vaginalöffnung legen
9. Gleitgel in die Harnröhre einbringen
10. Katheter steril von der Arbeitsfläche nehmen und einführen
11. Sobald Urin fließt, den Katheter noch vorschieben
12. Dauerkatheter blocken/Einmalkatheter entfernen, sobald Urinfluss versiegt
13. Geblockten Katheter vorsichtig zurückziehen, so dass der Ballon vor der Urethra liegt

Vorgehen beim biologischen Mann

1. Dauerkatheter ist mit Ablaufsystem konnektiert
2. Sterile Handschuhe anlegen und Genitalbereich mit Lochtuch abdecken
3. Vorhaut vorsichtig zurückschieben und Glans penis desinfizieren
4. Gleitgel auf die Harnröhrenöffnung geben
5. Gleitgel vorsichtig in die Harnröhre instillieren
6. Katheter steril von der Arbeitsfläche nehmen und einführen
7. Penis leicht nach oben strecken während des Einführens
8. Bei geringem Widerstand den Penis senken und Katheter weiter vorschieben
9. Sobald Urin fließt, den Katheter noch ca. 5 cm vorschieben
10. Dauerkatheter blocken/Einmalkatheter entfernen, sobald Urinfluss versiegt
11. Geblockten Katheter vorsichtig zurückziehen, so dass der Ballon vor der Urethra liegt
12. Vorhaut wieder vorschieben!

Gefahren/Risikofaktoren

- Harnröhrenstrikturen
- Entzündungen an der Urethra, Prostata und den Nebenhoden
- Verletzungen der Urethra
- Unbehaglichkeit bei wachen Patienten (Intimsphäre)

MERKE

Katheterisierungen haben stets ohne Kraftaufwand zu erfolgen. Kommt es während des Vorgangs zu Widerständen und/oder Blutungen, ist die Katheterisierung sofort abzubrechen und umgehend ein Arzt oder eine Ärztin (idealerweise eine Urologin oder ein Urologe) hinzuzuziehen.

Medizinische Gase werden im OP regelhaft über Wandanschlüsse zur Verfügung gestellt. Bei Kohlendioxid ist allerdings auch eine Bereitstellung in Flaschen möglich. Diese sind entsprechend farblich (grau oder weiß mit grauer Manschette) und mit dem chemischen Symbol des Gases (CO_2) sowie weiteren Warnsymbolen gekennzeichnet. [9]

Eigenschaften

Kohlendioxid (chemische Bezeichnung Kohlenstoffdioxid) ist eine chemische Verbindung aus einem Teil Kohlenstoff und zwei Teilen Sauerstoff. Sie bringt folgende relevante Charaktereigenschaften mit:

- Farblos
- Geruchlos
- Unbrennbar
- Verfügt über eine **hohe Dichte** und wiegt etwa das 1,5-Fache von Luft, damit ist es das **schwerste Gas** in der Luft
- Reines Kohlendioxidgas sinkt auf den Boden, was bei Kohlendioxidvergiftung von Bedeutung ist
- Bei einer Temperatur von unter -78 °C ist Kohlendioxid fest (Trockeneis) und geht bei Temperaturanstieg wieder direkt in den gasförmigen Zustand über (Sublimation)

Anwendungsgebiete

- Im OP-Kontext als Füllgas zur Anlage eines sog. Pneumo- bzw. genauer Kapnoperitoneums für laparoskopische Eingriffe
- In Form von Trockeneis zur Fixierung von histologischen Präparaten

MERKE

- Kohlendioxid gilt im medizinischen Kontext als Arzneimittel und unterliegt daher dem Arzneimittelgesetz!
- Wenn CO_2 in Flaschen bereitgestellt wird, muss auf diesen vermerkt sein, dass das Gas für medizinische Zwecke geeignet ist!

Gefahrenpotenziale

- Eine zu hohe Konzentration (ab 5 %) von CO_2 in der Atemluft kann zu einer Kohlendioxidintoxikation führen (Kopfschmerzen, Schwindel, Atemnot, Ersticken)
- Da Trockeneis erst bei einer Temperatur von -78 °C entsteht, ist bei der Handhabung absolute Vorsicht geboten! Bei Kontakt mit freien Körperstellen kommt es **umgehend zu massiven Erfrierungen.** Passende Schutzausrüstung (u. a. Handschuhe) ist obligat! (→ Kap. 25 Präparateversorgung: Trockeneis)

Lachgas wird im OP regelhaft über Wandanschlüsse zur Verfügung gestellt. Es ist allerdings auch eine Bereitstellung in Flaschen möglich. Diese sind entsprechend farblich (blau oder weiß mit blauer Manschette) gehalten und mit dem chemischen Symbol des Gases (N_2O) sowie Warnsymbolen gekennzeichnet (→ Abb. 12.1). [9]

Eigenschaften

Lachgas ist eine chemische Verbindung aus zwei Teilen Stickstoff und einem Teil Sauerstoff, Lachgas ist bei Normaltemperatur gasförmig. Die chemische Bezeichnung lautet Distickstoffmonoxid.

- Gut wasserlöslich
- Nicht brennbar, oxidiert aber andere Stoffe: **brandfördernd**
- Lachgas verhält sich physikalisch sehr ähnlich dem Kohlendioxid (→ Kap. 11 Kohlendioxid)

Anwendungsgebiete

- Analgetisch wirkendes Gas, vor allem geeignet zu Narkosezwecken
- Relativ schwaches Anästhetikum, hptsl. unterstützend einsetzbar

MERKE

Bei Verwendung von Lachgas ist die Anwesenheit von schwangeren und stillenden Frauen im OP-Saal zu verhindern!

Gefahrenpotenziale

- Verdrängt Sauerstoff aus den Lungenbläschen (Konsumierende drohen durch den Sauerstoffmangel bewusstlos zu werden):
  - durch zu langes Inhalieren
  - Diffusion in luftgefüllte Körperhohlräume: Diffusionshypoxie

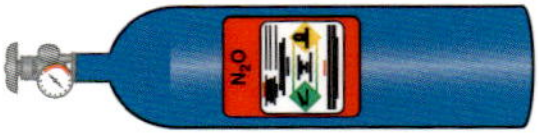

Abb. 12.1 Darstellung einer medizinischen Lachgasflasche [G1308]

Laser (**L**ight **A**mplification by **S**timulated **E**mission of **R**adiation): Lichtverstärkung durch stimulierte Aussendung von Strahlung. Laserlicht ist im Vergleich zu „normalem" Licht annähernd parallel.[9]

Funktionsprinzip (→ Abb. 13.1)

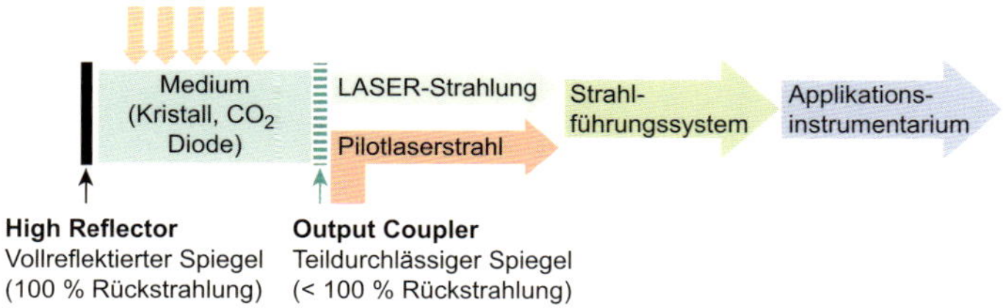

Abb. 13.1 Funktionsprinzip eines Lasers [L138]

Laserschutzklassen nach DIN-EN-60825-1

- **Klasse 1:** Wellenlänge 400–700 nm; Laser ist unter vernünftigerweise vorhersehbaren Bedingungen ungefährlich; **keine Schutzmaßnahmen erforderlich**
- **Klasse 1M:** Wellenlänge 302,5–4000 nm; Laser ist ungefährlich, solange er nicht durch Lupen, Linsen o. Ä. gebündelt wird; **keine Schutzmaßnahmen erforderlich**
- **Klasse 2:** Wellenlänge wie Klasse 1; Leistung jedoch 40-mal höher; bei kurzzeitiger Einwirkung (bis 0,25 s) ungefährlich; **keine Schutzmaßnahmen erforderlich**
- **Klasse 2M:** wie Klasse 2, solange er nicht durch Lupen, Linsen o. Ä. gebündelt wird; **keine Schutzmaßnahmen erforderlich**

- **Klasse 3A:** wie Klasse 2, jedoch bei Bündelung durch Lupen, Linsen o. Ä. gefährlich für das Auge; **Schutzmaßnahmen ratsam**
- **Klasse 3B:** Wellenlänge 302,5 nm–1 µm, Laser ist gefährlich für das Auge und häufig auch die Haut; **Schutzmaßnahmen erforderlich**
- **Klasse 3R:** Wellenlänge 302,5 nm–700 µm, Laser ist gefährlich für das Auge; **Schutzmaßnahmen erforderlich**
- **Klasse 4:** Wellenlänge wie Klasse 3B, Leistung jedoch weitaus höher; Laser ist sehr gefährlich für das Auge und gefährlich für die Haut, auch diffus gestreut; Brand- und Explosionsgefahr; **Schutzmaßnahmen zwingend erforderlich**

Lasersysteme

- **Nd:YAG-Laser:** Festkörperlaser mit einem Kristall aus neodym-dotiertem Yttrium-Aluminium-Granat:
  - Ideal für die Anwendung im Lungenparenchym
  - Wellenlänge: 1320 nm (infrarot)
- **GreenLight XPS-Laser:** Festkörperlaser mit Frequenzverdopplung:
  - Verdampft Gewebe rückstandslos
  - Wellenlänge: 532 nm
- **CO_2-Laser:** Medium ist ein Gasgemisch aus Helium (He), Stickstoff (N_2) und Kohlendioxid (CO_2):
  - Nicht für Arbeiten in Flüssigkeiten geeignet
  - Wellenlänge: 10.600 nm, im hohen Infrarotbereich, unsichtbar
- **Dioden-Laser:** Laserstrahlung durch Dioden:
  - Absorption in Flüssigkeit ist abhängig von der Wellenlänge
  - Wellenlängen (unsichtbar): 810–850 nm; 940–980 nm; 1550 nm

Sicherheitsrelevante Schutzmaßnahmen

- Räume, in denen Laser zum Einsatz kommen, sind mit einem **Laserwarnschild** (→ Abb. 13.2) zu kennzeichnen

- Alle Zugänge zum „Laserraum“ sind mit einer **Warnlampe** zu kennzeichnen
- Bei **aktiver Warnlampe** sind Zutritt und Aufenthalt nur mit **Laserschutzbrille** erlaubt
- **Türen** sind während des Laserbetriebs geschlossen zu halten
- **Fenster** sind zu verdunkeln
- **Reflektierende Oberflächen** sind zu vermeiden oder abzudecken
- Auch **Patienten** bekommen eine **Schutzbrille**

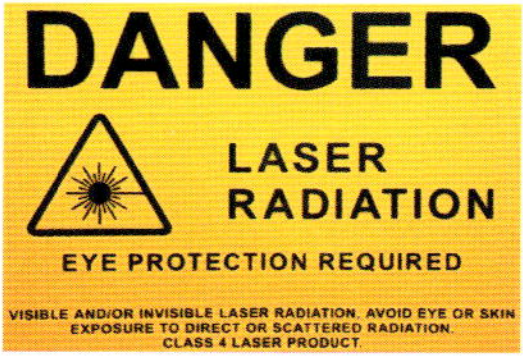
DANGER
LASER
RADIATION
EYE PROTECTION REQUIRED
VISIBLE AND/OR INVISIBLE LASER RADIATION. AVOID EYE OR SKIN
EXPOSURE TO DIRECT OR SCATTERED RADIATION.
CLASS 4 LASER PRODUCT.

Abb. 13.2 Laserwarnschild [G860-003]

MERKE

Es ist immer darauf zu achten, die **für das System geeignete Schutzbrille** zu tragen! Es gibt keine Universalschutzbrille für alle Lasersysteme. Schutzbrillen bieten **keinen Schutz** vor dem Pilotlaserlicht!

Umgang mit Lasersystemen

- **Lasergeeignete (mattierte) Instrumente** verwenden
- Den Laser **nicht auf entflammbares Material** richten, vor allem Trachealtuben!
- Wundränder mit **NaCl-getränkten Bauchtüchern** abdecken
- Bei Nichtverwendung Laser immer in **Standby-Modus** versetzen

MERKE

Anwender eines Lasersystems sind verantwortlich für den sicheren und sachgemäßen Einsatz. Sie kontrollieren alle Sicherheitsvorkehrungen auf Einhaltung und müssen mit der jeweiligen Laser-Operationstechnik vertraut sein. Anwender ist immer die Operateurin oder der Operateur.

Der MRSA (Methicillin-resistenter Staphylococcus aureus gehört zur Gattung der multiresistenten bakteriellen Erreger (MRE). Diese Erreger zeichnen sich dadurch aus, dass sie gegen eine oder mehrere Antibiotikagruppen Resistenzen entwickelt haben. Dadurch sind sie schwerer zu bekämpfen und vor allem für immungeschwächte Patienten gefährlich.[9]

Ursache/Erreger

- Bakterium: *Staphylococcus aureus*

Lokalisation am/im menschlichen Körper

- Haut und Schleimhaut des Menschen, dort primär ungefährlich
- Nasenvorhof, Rachen, Achseln und Leiste
- Infektion kommt zustande, wenn das Bakterium über eine beschädigte Haut-/Schleimhautbarriere in den Organismus gelangt

Epidemiologie/Klinik

Eine Infektion mit S. aureus kann führen zu:[10]

- Furunkel, Karbunkel, Pyodermien, Abszess, Empyem, Wundinfektionen, Mastitis puerperalis, Otitis media, Parotitis, Sinusitis, Meningitis, Pneumonie, Osteomyelitis, Endokarditis, Sepsis, u. Ä.

Übertragungswege

- Von Mensch zu Mensch, z. B. über die Hände
- Über kontaminierte Gegenstände, z. B. Türklinken, Handläufe, u.Ä.
  - MRSA haftet sehr gut an Plastik und Edelstahllegierungen
- An Partikel gebunden über die Luft
- Parenteral (z. B. durch Stichverletzungen)

MERKE

MRSA kann Personen besiedeln, ohne Symptome zu erzeugen bzw. eine Erkrankung ausbrechen zu lassen.

Hygienische Maßnahmen beim Umgang mit infizierten Personen

- Striktes Einhalten der **vollständigen Basishygiene**
- Unterbringung in einem **separaten Saal**
- Idealerweise Nutzen einer **separaten Schleuse**
- OP am Ende des OP-Programms planen **(RKI-Gruppe 4)**
- Die Raumlufttechnische Anlage des Saals wird auf **Unterdruck** eingestellt: Die **Saaltüren** sind **geschlossen** zu halten
- Im Vorfeld alle **benötigten Medizinprodukte** in den Saal bringen
- **Nicht benötigte Materialien, Geräte und Mobiliare** entweder aus dem Saal entfernen oder sorgfältig abdecken
- Wird etwas benötigt, mit einem **Außenspringer** arbeiten: Niemand verlässt intraoperativ den Saal, sobald der Patient vor Ort ist
- Die **Schutzausrüstung** wird vor Verlassen des Saals **entsorgt**
- Sämtliches Personal geht **postoperativ auf direktem Weg in die Personalschleuse** und kleidet sich komplett neu ein
- Im Saal sowie in der genutzten Patientenschleuse wird im Anschluss eine gründliche **Abschlussreinigung** durchgeführt

MERKE

Basishygiene: Bündel aus Hygienemaßnahmen, die bei jedem Patienten anzuwenden sind. Zu diesen Maßnahmen gehören:
- Reinigung und Desinfektion von Flächen, Wäsche und Geschirr
- Aufbereitung von Medizinprodukten und Abfallentsorgung
- Händehygiene und Einsatz persönlicher Schutzausrüstung (Handschuhe, Schutzkittel, Mund-Nasen-Schutz, Schutzbrille)

Abschlussreinigung: Reinigung und Desinfektion aller Oberflächen und des Fußbodens. Wiederverwendung des Raums erst, wenn alle Flächen spontan getrocknet sind.

Zielsetzung: Bei der Positionierung eines Patienten zur OP sind zwei wichtige Ziele stets zu verfolgen und zu beherzigen [9]:

1. **Bestmöglicher Zugang** zum Operationsgebiet für die Chirurgen soll erreicht werden.
2. **Schutz des Patienten:** Der Patient muss prä-, intra- und postoperativ so positioniert werden, dass etwaige Schädigungen durch das lange Liegen vermieden werden.

Stehen diese beiden Punkte in Konkurrenz zu einander, ist dem Schutz des Patienten **immer** der Vorrang zu gewähren!

Gefahren bei der Patientenpositionierung

- Haut- oder Weichteilschäden:
  - Dekubitalulzera
  - Verbrennungen
  - Quetschungen
- Schäden an Gelenken oder dem Bandapparat:
  - Luxationen
  - Bänderüberdehnungen bis -risse
  - Stauchungen
- Gefäßschädigungen:
  - Durchblutungs- bzw. Rückflussstörungen durch Kompression von außen oder extreme Positionen vor allem der Extremitäten
- Nervenschädigungen:
  - Kompression von außen oder von innen durch unphysiologische Gelenkstellung

Allgemeine präventive Maßnahmen

- Schon leichtes Knicken (< 10°) der OP-Tischgelenke im Bereich Hüft- und Kniegelenk, um diese einzubeugen, maximiert die Auflagefläche des gesamten Körpers in Rückenposition (→ Abb. 15.1).

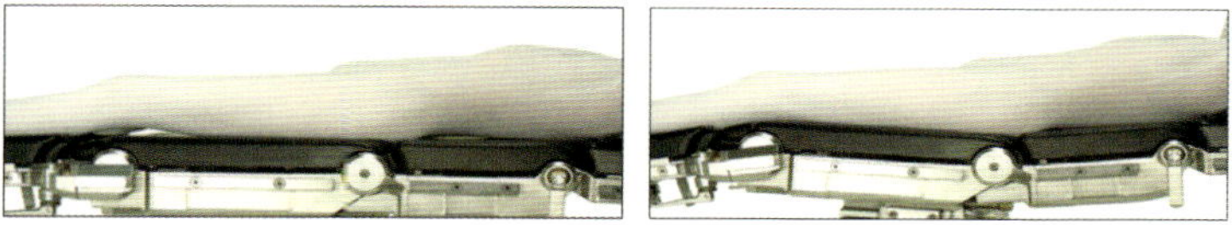

Abb. 15.1 Auflagefläche ohne und mit Abknicken [E809]

- Vorab sämtliche relevanten **Patienteninformationen** einholen:
  - durch die Akte und durch Augenschein

MERKE

Sämtliche im Vorfeld festgestellten Schädigungen der Haut, wie Wunden etc., sind schriftlich und fotodokumentarisch festzuhalten!

- Ausschließlich geeignete Materialien, wie **Gel- oder Schaumstoffpolster,** verwenden
- Unterlagen stets **faltenfrei** halten
- **Schläuche, Kabel** u.Ä. unter dem Patientenkörper entfernen

TIPP

Ausstreichen der Auflageflächen des Patientenkörpers mit der flachen Hand reduziert Scherkräfte sowie Spannungen der Haut und reduziert das Risiko dekubitaler Schäden (→ Kap. 5 Dekubitusprophylaxe).

- **Aufsaugende Unterlagen** bedenken, vor allem im Bereich des OP-Gebiets und überall da, wo sich Flüssigkeit, wie z. B. Schweiß, sammeln kann → feuchte Unterlagen stets wechseln
- **Nicht leitfähige Materialien** am Patienten verwenden und Kontakt des Patientenkörpers zu leitfähigen Materialien, wie z. B. Metall, stets vermeiden

- **Schrauben** der Positionierungshilfsmittel stets nachziehen, um Festigkeit sicherzustellen
- **Positionierungsveränderungen** stets deutlich ansagen
- Auf Körperteile in den Gelenkbereichen des Tisches achten, gerade vor Bewegungen des OP-Tisches
- Unabhängig von OP-Dauer: ein adäquates **Wärmemanagement** ist zu beachten
- **Mithilfe** vom Patienten fördern und fordern

MERKE

Patientenpositionierung ist keine One-(Wo-)Man-Show. Unterstützung und Mithilfe durch weiteres Personal schützt die eigene Gesundheit und senkt das Risiko von Fehlern und Schädigungen am Patienten!

Prädilektionsstellen Kopf [17] (→ Tab. 15.1)

Prädilektionsstelle (→ Abb. 15.2)	Positionierung	Schädigungen
Stirn (Os frontale)	Bauchposition	Dekubitus
Nase	Bauchposition	
Kinn (Os mandibulare)	Bauchposition	
Ohrmuscheln (Auricula)	Seitenposition	
Hinterkopf (Os occipitale)	Rückenposition	
Halswirbelsäule (Vertebrae cervicales)	Alle	Stauchung, Luxation, Nervenschädigungen

Tab. 15.1 Prädilektionsstellen nach Position sowie drohende Schädigungen

Präventive Maßnahmen

- Polsterung des Kopfes zur Entlastung der Prädilektionsstellen:
  - Stirn, Nase, Kinn durch spezielles Kopfkissen für die Bauchposition
  - Hinterkopf durch spezielles Kopfkissen für die Rückenposition
  - Ohr durch Ringkissen bei Seitenposition
- Augen generell vor Austrocknung schützen und vor Druckbelastung in der Bauchposition
- HWS in eine neutrale Stellung bringen, indem die natürliche Krümmung beachtet wird
- Kopf gegen seitliches Wegkippen sichern
- Beatmungsschläuche und Intubation schützen bzw. funktionstüchtig halten

Abb. 15.2 Prädilektionsstellen am Kopf [E607-005]

Positionierungshilfsmittel

- Spezielles Kopfkissen je nach geplanter Patientenposition
- Gelring bzw. Ringkissen für die Seitenposition
- Flüssigkeit aufsaugende Unterlage
- Augenpolster bzw. -brille oder Augengel

Prädilektionsstellen Schulter/Arm [17] (→ Tab. 15.2)

Prädilektionsstelle (→ Abb. 15.3)	Positionierung	Schädigungen
Seitliche Schulter (M. deltoideus), auf Höhe des Tuberculum majus	Seitenposition	Dekubitus, Kompartmentsyndrom
Schultergelenk	Alle	Dekubitus, Luxation, Stauchung, Torsion, Bänderdehnung, -risse, Nerven- und Gefäßschädigungen
Ellenbogengelenk	Alle	
Handgelenk	Alle	
Finger(-spitzen)	Alle	Quetschungen, Verbrennungen, Stauchung, Luxation, Torsion

Tab. 15.2 Prädilektionsstellen nach Position sowie drohende Schädigungen

Präventive Maßnahmen

- Abduktion des Arms max. zu 90° im Schultergelenk:
  - Bei ca. 60° geht die Hand i. d. R. automatisch in Supinationsstellung (Handfläche nach oben)
- Die Schultern liegen vollständig auf der Polsterung auf
- Druckentlastung der unteren Schulter bei der Seitenposition durch Seitenpositionskissen, so dass sich das Körpergewicht auf den Rumpf verteilt
- Weder Zug noch Druck auf dem Schultergelenk bei der Positionierung zulassen
- Schulterstützen gut gepolstert mittig auf dem M. trapezius positionieren

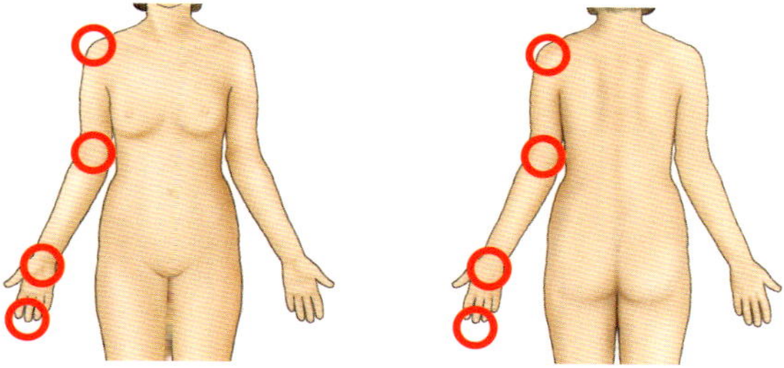

Abb. 15.3 Prädilektionsstellen an Arm und Schulter [E607-005]

- Bei Adduktion des Arms leichte Beugung des Ellenbogengelenks beachten, den Arm nicht an den Oberkörper gepresst positionieren
- Der Ellenbogen (Olekranon) liegt entweder ganz auf der Polsterung des Armauslegers auf oder liegt vollkommen frei, niemals auf der Kante des Armauslegers
- Beide Arme sind vor dem Hinunterfallen mit Gurten zu sichern
- Kontakt von Haut zu Haut sowie zu Metall vermeiden, gerade bei den Fingerspitzen:
  - Polsterwatte in die Hand gelegt, verhindert den Kontakt zwischen Fingerspitzen und Handfläche
- Fallhand (Überhängen der Hand über Kante) ist zu vermeiden

MERKE

- In Rückenposition gilt: Handgelenk leicht höher als Ellenbogengelenk leicht höher als Schultergelenk positionieren.
- In Bauchposition gilt: Schultergelenk höher als Ellenbogengelenk höher als Handgelenk positionieren.

Positionierungshilfsmittel

- Keilkissen
- Schulterstützen
- Seitenpositionskissen
- Armausleger, Armschiene (J-Form), Armschlaufe
- Gurte
- Gel- oder Schaumstoffpolster
- Stecktücher
- Polsterwatte

Prädilektionsstellen Rumpf/Rücken [17] (→ Tab. 15.3)

Prädilektionsstelle (→ Abb. 15.4)	Positionierung	Schädigungen
(Weibliche) Brust	Bauch-, Seitenposition	Dekubitus, Quetschungen, Durchblutungsstörungen
Schambein (Os pubis)/ (männliches) Genital		
Schulterblatt (Scapula)	Rücken-, Seitenposition	Dekubitus
Beckenschaufel (Ala ossis ilii)	Bauch-, Seitenposition	
BWS und LWS	Alle	Stauchung, Luxation, Bänderdehnung, Nervenschädigungen
Bauch (Abdomen)	Bauchposition	Atemfunktionseinschränkung
Steißbein (Os coccygis)	Rücken-, Seiten-, Steinschnittposition	Dekubitus, Nervenschädigungen

Tab. 15.3 Prädilektionsstellen nach Position sowie drohende Schädigungen

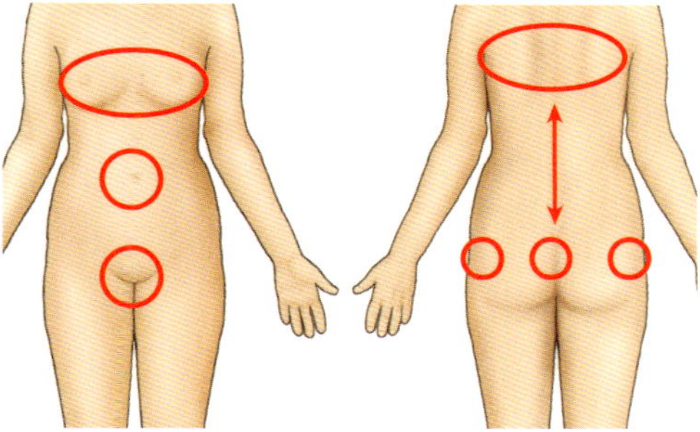

Abb. 15.4 Prädilektionsstellen an Rumpf und Rücken [E607-005]

Präventive Maßnahmen

- Druckentlastung der Wirbelsäule, Schulterblätter und des Kreuzbeins in Rückenposition durch Polsterung
- Neutralstellung der BWS und HWS erhalten, durch Berücksichtigung der natürlichen Krümmung, indem der Tisch leicht gewinkelt wird (< 10°)
- Bei Bauchposition das Abdomen durch spezielle Kissen freiliegen lassen, um die Bauchatmung nicht zu beeinträchtigen
- Gerade bei einer voluminösen (weiblichen) Brust sowie dem männlichen Genital ist deren Druckentlastung bei der Bauchposition zu kontrollieren und sicherzustellen
- Seitenstützen (Thorax, Schulter, Steiß, Schambereich) immer gut polstern. Im Schambereich den Penis nicht mit der Stütze einquetschen
- Das Gesäß schließt im Steinschnitt stets mit der Kante ab bzw. liegt davor. Ein Überhängen bzw. auf der Kante liegen ist unbedingt zu vermeiden

TIPP

Bei einer voluminösen (weiblichen) Brust sollte ein Verzicht auf die Thoraxstütze in Seitenposition erwogen werden.

Positionierungshilfsmittel

- Tischpolsterung aus Gel bzw. Schaumstoff oder Vakuummatratze
- Flüssigkeit aufsaugende Unterlage
- Bauchpositionierungspolster aus Gel oder Schaumstoff
- Seitenpositionskeilkissen
- 3–4 Seitenstützen

TIPP

Mit einer Vakuummatratze kann auf andere Hilfsmittel wie Gel, Schaumstoff oder sogar Seitenstützen verzichtet werden. Für die Bauchposition ist sie jedoch ungeeignet. Die Matratze muss unbedingt vor dem Wegrutschen vom Tisch bei Kippen des selbigen gesichert werden.

Prädilektionsstellen Bein [17] (→ Tab. 15.4)

Prädilektionsstelle (→ Abb. 15.5)	Positionierung	Schädigungen
Hüfte	Seitenposition	Dekubitus, Luxation, Stauchung
Knie(-gelenk)	Alle	Dekubitus, Bänderdehnung, -riss, Stauchung, Luxation, Nerven-, Gefäßschädigungen
Sprunggelenk		
Fersen (Os calcaneus)	Rückenposition	Dekubitus
Zehen (Phalanges distalis)	Bauchposition	Dekubitus, Quetschung, Luxation
Wade	Rücken-, Steinschnittposition	Dekubitus, Kompartmentsyndrom

Tab. 15.4 Prädilektionsstellen nach Position sowie drohende Schädigungen

Präventive Maßnahmen

- Knie- und Hüftgelenke leicht anwinkeln, z. B. durch eine Knierolle
- Druckentlastung an den Fersen durch Polsterung
- Freie Lage der Zehen beachten
- Knie- und Sprunggelenke liegen bzw. drücken nicht gegeneinander
- Kontakt zu leitenden Oberflächen wie Metall aber auch von Haut zu Haut vermeiden
- In Steinschnitt liegen die Beine mit ihrem Gewicht auf den Waden auf, niemals auf den Kniegelenken:
  - Umfängliche Polsterung der Waden beachten
  - Ideal: Durch Stirrup-Beinhalter verlagert sich das Gewicht der Beine auf die Fußsohlen

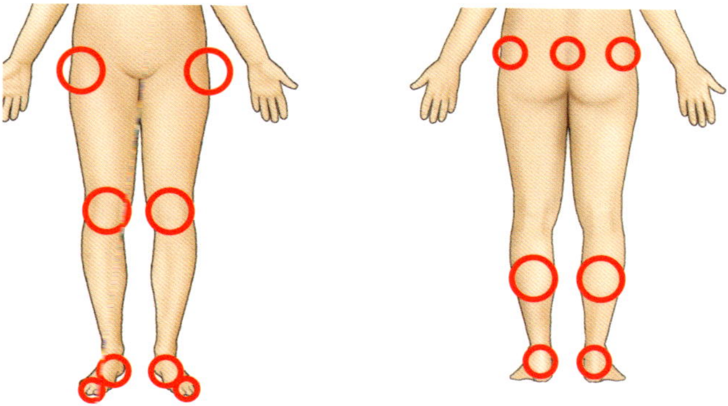

Abb. 15.5 Prädilektionsstellen am Bein [E607-005]

- Beine durch Gurte vor dem Hinunterfallen schützen:
  - I. d. R. kommt hier ein Beingurt über den Oberschenkeln zum Einsatz
  - Bei der Verwendung von Göpelbeinhaltern geschieht dies über deren Gurte

MERKE

Eine Knierolle verhindert die Überstreckung der Venen in den Kniekehlen und im Hüftgelenksbereich, was zum Venenstau führen kann. Legen Sie die Knierolle **nicht** direkt **in die Kniekehle.** Dies führt zu einer Erhöhung des Risikos einer tiefen Beinvenenthrombose.

Achtung Steinschnitt: Bei der Positionierung in Steinschnitt sind die Zehen der höchste Punkt und das Sprunggelenk liegt höher als das Kniegelenk. Für eine physiologisch angenehme Position der gespreizten Beine bilden Sprung-, Knie-, Hüft- und gegenüberliegendes Schultergelenk eine imaginäre Linie.

TIPP

Es ist immer darauf zu achten, genügend Abstand zwischen Instrumentiertisch und OP-Tisch zu halten, gerade auf Höhe der Zehen, um diese nicht zu quetschen.

Positionierungshilfsmittel

- Gel- oder Schaumstoffpolster
- Göpelbeinhalter
- Tunnelkissen
- Knierolle
- Fersenkissen
- Stirrup-Beinhalter
- Beingurt

Platten sind heutzutage das Standardverfahren zur Osteosynthese. Um den vielen verschiedenen Arten von Frakturen gerecht zu werden, gibt es mittlerweile eine umfangreiche Auswahl an Plattenformen und Systemen. Allen gemein ist, dass sie mit Hilfe von Schrauben über vorgegebene Löcher in den Platten am Knochen fixiert werden (→ Kap. 27 Schrauben).[5]

Formen

MERKE

Äquivalent zu den verschiedenen Größen der Schrauben (→ Kap. 27 Schrauben) existieren alle Platten passend zu Mini-, Klein- und Standardfragment (→ Abb. 16.1).

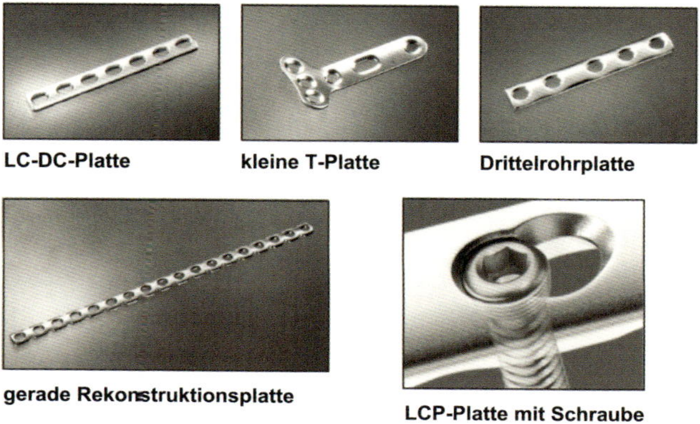

Abb. 16.1 Verschiedene Plattenformen [V228]

- **(Drittelrohr-)Platte mit Rundlöchern:** simpelste Platte für Frakturen langer Röhrenknochen
- **Dynamic Compression Plate (DCP):** besitzt spezielle selbstkomprimierende Löcher, die eine Frakturspaltkompression ermöglichen
- **Limited Contact Dynamic Compression Plate (LC DCP):** besitzt ebenso spezielle Plattenlöcher wie die DCP. Darüber hinaus wurde ihr Kontaktbereich zum Knochen reduziert
- **Locking Compression Plate (LCP)/Verriegelungsplatte:** im Aufbau ähnlich der LC DCP, mit dem Unterschied, dass sie Kombilöcher besitzt, in denen sowohl normale Schrauben als auch Gewindekopfschrauben eingebracht werden können (→ Kap. 27 Schrauben)
- **Rekonstruktionsplatte:** besitzt gekerbte Kanten, wodurch sie sowohl horizontal als auch vertikal gebogen werden kann. Dies macht sie sehr flexibel einsetzbar
- **Anatomische Platten:** alle genannten Platten gibt es auch vorgeformt für spezielle anatomische Bereiche, wie z. B. Finger, distaler Radius, Olecranon u. Ä.

MERKE

Der Bereich einer Platte, der in Kontakt mit dem darunterliegenden Knochen steht, nennt sich **Fußabdruck.** Ein zu großer Fußabdruck beeinträchtigt die **Durchblutung** der darunterliegenden **Kortikalis** negativ!

Plattenlöcher

- **Rundlöcher (Standard):** ermöglichen das zentrale Einbringen einer Schraube in den Knochen, um die Platte dort zu fixieren
- **DCP-Löcher:** sind länglich geformt und auf der von der Fraktur entfernten Seite schräg abfallend konzipiert

- **LC DCP:** Löcher ähnlich der DCP, allerdings ist der abfallende Winkel ein anderer
- **Gewindeloch:** ein Loch mit Gewinde ermöglicht das Einschrauben einer Schraube mit Gewindekopf, wodurch eine stabile, nicht veränderbare Verbindung zwischen Platte und Schraube entsteht – Winkelstabilität

MERKE

Verriegelungsschrauben dürfen in den Gewindelöchern nicht schräg eingebracht werden.

Schraubeninsertion

- **Neutrale Position:** möglich bei Platten mit Rundlöchern, DCP, LC DCP und LCP. Beim Anziehen entsteht so keine Verschiebung zwischen Schraube und Platte. Es wird bei DCP/LC DCP mit der neutralen Bohrhülse gebohrt (**grün gefärbt**) (→ Abb. 16.2)
- **Exzentrische Position:** möglich bei DCP und LC DCP. Die Schraube wird seitlich im Loch (auf der abfallenden Seite) eingebracht. Beim Eindrehen entsteht so eine Verschiebung zwischen Schraube und Platte in Richtung Frakturspalt (DCP-Prinzip), welche dort zur Kompression führt. Hier wird mit einer exzentrischen Bohrhülse gebohrt (**gelb gefärbt**)

MERKE

Die DCP und LC DCP Bohrhülsen sind unterschiedlich und dürfen daher nicht getauscht werden!

Winkelstabilität

- Schraube und Platte werden durch Gewinde in Kopf und Loch in einem festen Winkel miteinander verschraubt. Dieses Konstrukt ist äußerst formstabil

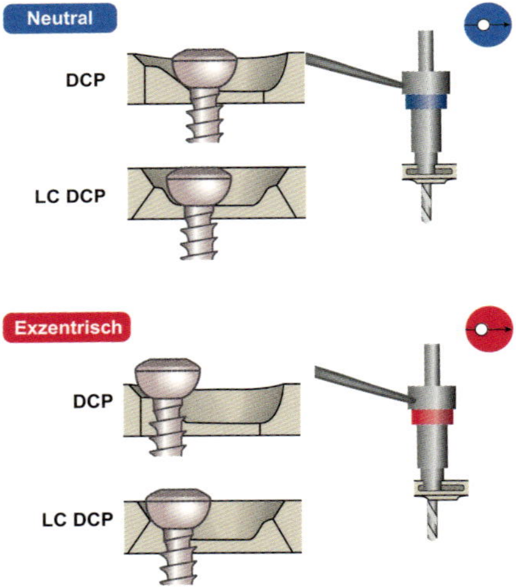

Abb. 16.2 Neutrale und exzentrische Position [L157]

- Verriegelungsschrauben müssen sorgfältig eingedreht werden
- Gewinde der Schraube und der Platte müssen übereinstimmen
- Optimale Winkelstabilität wird bei einem 90°-Winkel zur Platte erreicht
- Die Winkelstabilität ist stark beeinträchtigt, wenn von dem 90°-Winkel abgewichen wird. Einige Verriegelungsplatten mit speziellen Gewindelöchern erlauben es, von dieser Regel abzuweichen

MERKE

Vor der Verriegelungsplattentechnologie wurde Winkelstabilität mit Hilfe speziell vorgebogener **Winkelplatten** mit starren Winkeln erreicht. Diese kommen heutzutage noch bei Oberschenkelosteotomien zum Einsatz.

Plattenfunktionen

- **Interfragmentäre Kompression:** Aneinanderpressen der Frakturhauptfragmente durch exzentrische Schraubenpositionierung bei DCP.
- **Neutralisation:** Eine über eine Zugschraube (→ Kap. 27 Schrauben) angebrachte Platte neutralisiert physiologische Biege- und/oder Rotationskräfte und schützt so die Zugschraube.
- **Abstützung:** Gebrochene Röhrenknochen neigen aufgrund der umliegenden Muskulatur dazu, sich unter deren Spannung zusammenzuschieben. Eine Platte wird genutzt, um eins der Frakturfragmente abzustützen und so eine axiale (Längs-)Verschiebung bzw. Verkürzung des Knochens zu vermeiden.
- **Überbrückung:** Komplexe Trümmerfrakturen können mit Hilfe einer Platte überbrückt werden. Da sie lediglich an den Hauptfragmenten befestigt wird, sichert sie die Länge und Ausrichtung des Knochens.
- **Zuggurtung:** Eine Platte kann auch genutzt werden, um Zugkräfte, die an einem Dreh- bzw. Biegepunkt entstehen (z. B. am Olekranon), bei Bewegung (z. B. des Arms) auf den Frakturspalt umzuleiten und so eine interfragmentäre Kompression zu erzeugen.

Bei der Regelversorgung eines histologischen Präparats oder auch beim Fixierschnitt wird das entnommene Präparat (z. B. Tumorgewebe) durch den Springer in ein passendes Gefäß gegeben, welches mit einer Fixierungsflüssigkeit gefüllt ist/wird. So versorgt, kann das Präparat auf dem normalen Wege in die Pathologie oder andere Untersuchungsstelle gebracht und dort dann i. d. R. innerhalb von ein bis zwei Tagen mit histologischen Techniken untersucht und befundet werden.[9]

Aufgaben einer Fixierung

- Härten des Gewebes für nachfolgende Untersuchung
- Haltbar machen des Gewebes, indem der natürliche Zerfall unterbrochen wird
- Abtöten von Keimen (Bakterien, Viren)

Chemische Fixierung durch Formaldehyd/Formalin

Formaldehyd (CH_2O) ist eine chemische Verbindung, abgeleitet vom dem lateinischen Wort *formica* für Ameise, da es durch Oxidation in Ameisensäure umgewandelt werden kann.

- Formaldehyd eignet sich zur Gewebefixierung durch seine denaturierende Wirkung auf Proteine (Eiweiße)
- Es stoppt so den natürlichen Gewebezerfall, dringt relativ schnell und gleichmäßig sogar in große Präparate ein
- Als Nebeneffekt verändert sich jedoch das Aussehen des Gewebes

Umgang mit Formaldehyd

- Beim Arbeiten mit Formaldehyd immer Handschuhe, Mundschutz und Schutzbrille tragen
- Offenes Arbeiten mit Formalaldehyd nur unter einem Abzug (Formalin-Arbeitsplatz)
- Gefäße richtig und sicher verschließen

- Sollte Formaldehyd verschüttet werden, sofort mit viel Wasser aufwischen (zur Verdünnung) und Luftzirkulation ermöglichen

MERKE

Formaldehyd denaturiert besonders leicht Netzhautproteine, was zur Erblindung führen kann, daher ist unbedingt eine **Schutzbrille bei der Arbeit mit Formaldehyd** zu tragen!

Achtung: Formaldehyd...

- ... gilt als krebserregend
- ... kann Allergien auslösen
- ... verursacht Atemwegs-, Haut- und Augenreizungen

Präparateversorgung mit Formaldehyd

- Präparat baldigst nach Entnahme fixieren (→ Abb. 17.1)
- Handschuhe, Mundschutz und Schutzbrille anziehen
- Instrumentierende/r gibt das Präparat ab
- Präparat in ausreichend großes Gefäß legen
- Ggf. Formaldehydlösung (aus Kanister) aufgießen, so dass das Präparat frei in Formaldehyd schwimmt

MERKE

Das Präparat muss **komplett** und **möglichst zeitgleich** von Formaldehyd bedeckt sein. Dies bedeutet, Gewebe mit Hohlräumen und/oder engen Lumen (z.B. eine Niere) muss zwingend so eröffnet werden, dass Formaldehyd auch problemlos ins Innere gelangen kann, sonst ist es wahrscheinlich, dass das Innere der Struktur nicht fixiert wird und sich weiter zersetzt.

- Deckel sofort fest + luftdicht verschließen
- Gefäß mit Patienteninformationen kennzeichnen (nicht den Deckel!)
- Anzahl und Versorgung der Präparate im OP-Protokoll dokumentieren

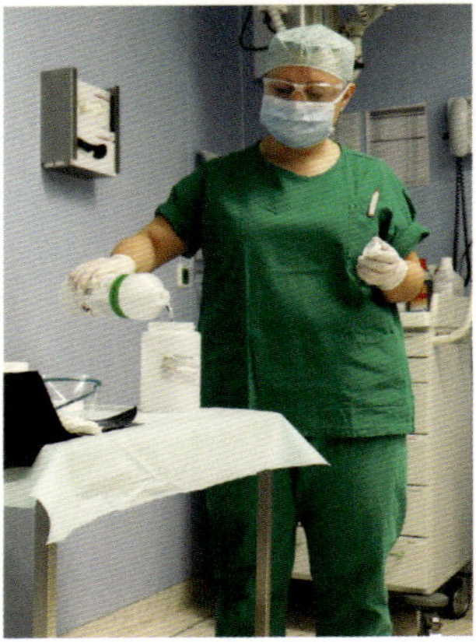

Abb. 17.1 Fixieren eines Präparats mit Schutzausrüstung [M1115]

TIPP

Im Notfall bzw. Ausnahmefall kann auch auf Alkohol (z. B. Händedesinfektionsmittel) zur Fixierung zurückgegriffen werden.

Regelversorgung eines mikrobiologischen Präparats

Die mikrobiologische Untersuchung ist im OP dann interessant, wenn es darum geht, das Vorhandensein und die Art von pathogenen Mikroorganismen in Flüssigkeiten und Sekreten, in oder aus dem menschlichen Körper festzustellen. Im Rahmen dieser Untersuchung werden Qualität und Quantität der vorhandenen Erreger festgestellt und bei Bedarf z. B. ein passendes Antibiotikum identifiziert.[9]

Arten mikrobiologischer Präparate

- Abstriche
- Punktate/Sekrete
- Respiratorische Materialien (Material aus den Atemwegen)
- Urinproben
- Blutkulturen
- Fremdmaterial (z. B. Sonden- oder Katheterspitzen)
- Probeexzision
- Liquor
- Magen-/Darm-Stuhl-Materialien
- Dermatologische Materialien

MERKE

Gängigste Materialsicherungen im OP sind der Abstrich, Punktate und Fremdmaterial

Umgang mit mikrobiologischen Präparaten

- Immer Handschuhe tragen
- Das Präparat darf nicht mit Fremdkeimen kontaminiert werden, weswegen ausschließlich sterile Gefäße und Versorgungshilfsmittel zu verwenden sind
- Das Präparat nicht austrocknen lassen (z. B. durch das Nährmedium oder NaCl-Gabe in das Gefäß)
- Die Gefäße müssen frei von Beimischungen von Desinfektions- oder Spülmitteln sein, um das Untersuchungsergebnis nicht zu verfälschen
- Die Proben sollten vor Beginn einer antimikrobiellen Therapie entnommen werden
- Mikrobiologische Proben dürfen nicht mit Formalin fixiert werden

Gängige Gefäße

- Abstrichröhrchen (→ Abb. 17.2):
  - Es ist steril verpackt und kann somit unproblematisch an die instrumentierende Kraft angereicht werden
  - Enthält ein halbfestes, nährstoffreiches Medium, damit das Untersuchungsmaterial den Weg ins Labor übersteht
- Einmalspritze i. d. R. 20 ml:
  - Steril verpackt und ebenfalls unproblematisch an die instrumentierende Kraft anreichbar
  - Eignet sich vor allem, um Flüssigkeiten aufzunehmen und zu transportieren
  - Unbedingt mit einem roten Stopfen (ebenfalls steril) fest verschließen

Entnahme eines Abstrichs

- Das Abstrichröhrchen der instrumentierenden Kraft steril anreichen
- Zur Entnahme zwingend ein steriles Instrument nehmen, um das Röhrchen oder den Watteträger nicht zu kontaminieren
- Üblicherweise entnimmt die instrumentierende Kraft lediglich den Watteträger und reicht diesen direkt an den Operateur
- Entnahme eines Abstrichs aus dem gewünschten Gebiet durch den Operateur

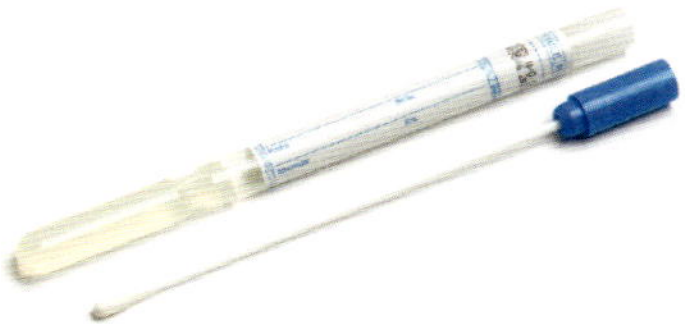

Abb. 17.2 Abstrichröhrchen [K115]

- Rückgabe des gewonnenen Abstrichs an den Springer direkt in das geöffnete Abstrichröhrchen
- Sichergehen, dass der Watteträger vom Trägermedium im Röhrchen umschlossen ist und das Abstrichröhrchen fest verschließen
- Das Röhrchen mit einem Patientenetikett versehen und den dazugehörigen Mikrobiologieschein ausfüllen

MERKE

Zytodiagnostik. Abstriche und Co. lassen sich nicht nur auf Mikroorganismen hin untersuchen, sondern man kann auch durch sie gewonnene Zellen aus den verschiedenen Körpersekreten untersuchen. Dies dient vor allem der Früherkennung von Tumorerkrankungen und Entzündungen, z. B. Papanicolaou-Abstriche (PAP-Tests).

Schnellschnittversorgung eines histologischen Präparats

Anders als bei der Regelversorgung wird bei einem Schnellschnitt das Präparat nicht fixiert, sondern unmittelbar nach der Entnahme in die Pathologie übergeben und dort untersucht.[9]

Gründe für einen Schnellschnitt

- Unklarer Befund (operatives Vorgehen abhängig von Ergebnis des Schnellschnittes)
- Überprüfung der Schnittränder
- Feststellung der Ausdehnung bei bösartigen Tumoren

Umgang mit einem Schnellschnitt

- Das Präparat verbleibt im unbehandelten Zustand
- Evtl. wird das Präparat mit etwas Kochsalzlösung feucht gehalten
- Unmittelbare Übergabe an die Pathologie
- Ergebnis liegt i. d. R. bereits nach 20 Min. vor

Präparateversorgung per Schnellschnitt

- Das Präparat mit einer Pinzette steril in ein vorbereitetes Probengefäß übergeben, ohne das Gewebe zu quetschen
- Für die Schnellschnittdiagnostik ist das **Material immer ohne Fixierung** einzusenden!
- Auf dem Anforderungsformular müssen folgende Daten zusätzlich eingetragen werden:
  - Entnahmezeit
  - Telefonnummer für die Diagnoseübermittlung bzw. für Rückfragen seitens der Pathologie
- Für den Transport in die Pathologie bzw. in das Schnellschnittlabor wird meist ein Taxi, Fahrradkurier bzw. ein spezieller Hol- und Bringedienst benötigt. Diese sollten frühzeitig angefordert werden, um unnötige Wartezeiten zu vermeiden
- Für den Transport müssen die Gefäße und Anforderungsscheine so verpackt werden, dass die Patientendaten für niemand ersichtlich sind: **Datenschutz!**
- Uhrzeit, Anzahl und versorgender Springer im OP-Protokoll dokumentieren
- Freihalten der Telefonleitung für die Diagnoseübermittlung
- Kann der Operateur nicht selbst telefonieren, sollte die Diagnose vom Springer laut übermittelt werden, solange der untersuchende Pathologe noch am Telefon ist, um die Aussage zu überprüfen

TIPP

Falls das entnommene Gewebe sehr klein sein sollte, kann es auf einem kleinen NaCl-getränkten Präpariertupfer aufgebracht werden. Hierbei ist die Zählkontrolle zu bedenken!

Regelversorgung eines histologischen Präparats

Bei der Regelversorgung oder auch Fixierschnitt wird das entnommene Präparat (z.B. Tumorgewebe) durch den Springer in ein passendes Gefäß gegeben, welches mit einer Fixierungsflüssigkeit gefüllt ist/wird. So versorgt, kann das Präparat auf dem normalen Wege in die Pathologie oder andere Untersuchungsstelle gebracht und dort dann i.d.R. innerhalb von ein bis zwei Tagen mit histologischen Techniken untersucht und befundet werden.[9]

Aufgaben einer Fixierung

- Härten des Gewebes für nachfolgende Untersuchung
- Haltbar machen des Gewebes, indem der natürliche Zerfall unterbrochen wird
- Abtöten von Keimen (Bakterien, Viren)

Thermische Fixierung mit Trockeneis/Flüssigstickstoff

- **Kohlendioxid wird bei ca. -78 °C** fest, man spricht hier dann von **Trockeneis**
- **Stickstoff wird bei ca. -195,8 °C flüssig**
- Durch den Kontakt mit diesen extrem kalten Stoffen gefriert Gewebe augenblicklich
- Das Gewebe muss ggf. zerteilt werden, damit alles schnell fixiert wird

MERKE

Thermische Gewebefixierung ist für den Regelbetrieb im OP gänzlich ungeeignet, da das Gewebe erst zerteilt werden müsste, was vor allem bei großen Präparaten sehr aufwendig wäre. Wenn, dann trifft man es im Zuge von Gewebestudien im OP an.

Umgang mit Trockeneis/Flüssigstickstoff

- Vorsicht Erfrierungsgefahr! Immer Handschuhe tragen und nicht zu dicht mit dem Gesicht an das Behältnis
- Beide Stoffe verdunsten umgehend an der Umgebungsluft
- Trockeneis- bzw. Stickstoffbehälter zügig wieder verschließen, da durch seine Verdunstung der Sauerstoffgehalt in der Luft reduziert wird, Erstickungsgefahr!

Präparateversorgung mit Trockeneis/Flüssigstickstoff

- Ggf. Präparate würfelförmig zerkleinern, ca. 0,5 x 0,5 cm
- Präparate(-stückchen) in ein Gefäß legen
- Mit flüssigem Stickstoff übergießen bzw. Gefäß in Box mit Trockeneis legen
- Reststickstoff abgießen, zurück in den Ursprungsbehälter
- Gefäß mit Patientendaten kennzeichnen
- Präparategefäß bis zur Abholung in den Gefrierschrank geben

Mit dieser Checkliste können Sie überprüfen, ob Ihr Vorgehen/die Arbeitsschritte bei der Präparateversorgung vollständig ist/sind.

1. **Entnahme** (des Präparats durch Operateur):
   - Um welche Form von Präparat handelt es sich?
     - □ Histologie (Gewebeuntersuchung):
       Regelversorgung □ Schnellschnitt □
     - □ Bakteriologie (Keimanalyse)
     - □ Zytologie (Zellanalyse)
2. **Übergabe** (an den Springer):
   - Sicherheitsvorkehrungen eingehalten (Abnahme geschieht mit Handschuhen, Pinzette, im Gefäß o. Ä.) □ Ja □ Nein, weil:

     ____

- Informationsweitergabe durch die instrumentierende Kraft ist erfolgt
  - Art des Präparats ☐ Ja ☐ Nein, weil: ______________
  - Art der Versorgung ☐ Ja ☐ Nein, weil: ______________
3. **Versorgung** (des Präparats durch Springer):
   - Persönliche Schutzausrüstung (Brille, Handschuhe, Kittel u. Ä.) getragen ☐ Ja ☐ Nein, weil: ______________
   - Passendes Gefäß ausgewählt ☐ Ja ☐ Nein, weil: ______________
   - Art der Versorgung (Regelversorgung oder Schnellschnitt) korrekt veranlasst ☐ Ja ☐ Nein, weil: ______________
4. **Dokumentation** (des Präparats):
   - Folgende Parameter sollten dokumentiert sein:
     - ☐ Das entnommene Material mit Bezeichnung und ggf. Lokalisation
     - ☐ Die Art der Versorgung
     - ☐ Die versorgungsverantwortliche Person
     - ☐ Die Uhrzeit der Entnahme (vor allem beim Schnellschnitt)
     - ☐ Sowohl das Präparategefäß als auch die Dokumentation wurden mit den richtigen Patienteninformationen (z. B. per Klebchen) versehen – Datenschutz!
5. **Weiterleitung** (des Präparats):
   - Bei **Regelversorgung:**
     - ☐ Das Präparat zur ordnungsgemäßen Präparatesammelstelle im OP bringen
   - Bei **Schnellschnittversorgung:**
     - ☐ Hausinternen Abholservice kontaktieren
     - ☐ Ggf. Taxischein ausfüllen (wenn Pathologie sich nicht im Haus befindet)
     - ☐ Die Pathologie bzw. zuständige Untersuchungsstelle informieren

Sauerstoff wird im OP regelhaft über Wandanschlüsse zur Verfügung gestellt. Es ist allerdings auch eine Bereitstellung in Flaschen möglich. Diese sind entsprechend farblich (weiß) gehalten und mit dem chemischen Symbol des Gases sowie weiteren Warnhinweisen gekennzeichnet (→ Abb. 18.1). Die Wandanschlüsse sind mit O_2 gekennzeichnet und i.d.R. sechseckig, so dass auch nur die passenden Verbindungsschläuche konnektiert werden können (→ Abb. 18.2).[9]

Eigenschaften

Sauerstoff ist unter Normalbedingungen gasförmig. Es ist ein chemisches Element und bringt folgende Charaktereigenschaften mit:

- Farblos
- Geruchlos

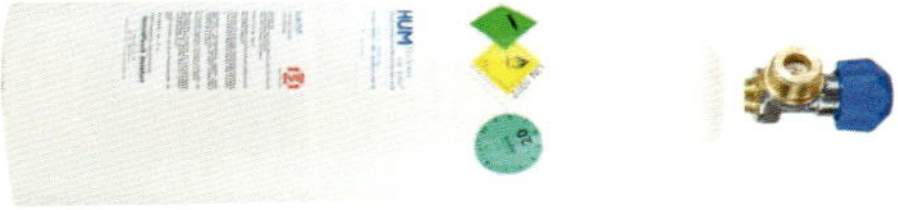

Abb. 18.1 Darstellung einer medizinischen Sauerstoffflasche [E1350]

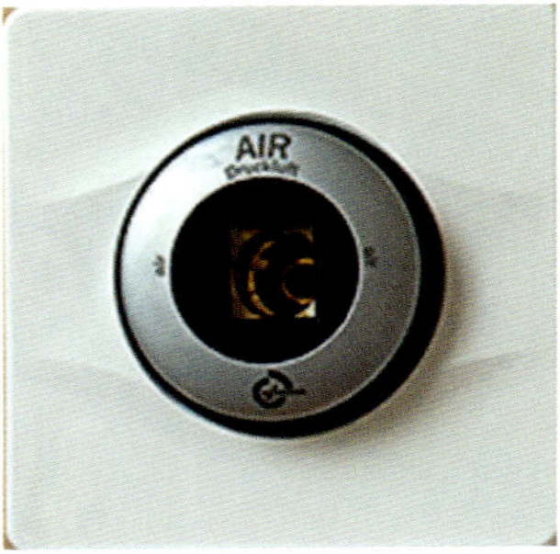

Abb. 18.2 Sauerstoffwandanschluss [K115]

- Geschmacklos
- Kondensiert bei -183 °C zu einer bläulichen Flüssigkeit
- Außerordentlich brandfördernd
- Sauerstoff wird, wenn es nicht über einen Wandanschluss kommt, über weiße Flaschen zur Verfügung gestellt.

Anwendungsgebiet

- Behandlung einer Sauerstoffverknappung (Hypoxie oder Hypoxämie)
- Verwendung in der Anästhesie als Gemisch mit Narkosegasen (Sauerstoffgehalt von mind. 25 %) als Träger und zur Vermeidung einer Sauerstoffunterversorgung

MERKE

Sauerstoff gilt im medizinischen Kontext als Arzneimittel und unterliegt daher dem Arzneimittelgesetz!

Gefahrenpotenziale

- Chemisch betrachtet ist eine Verbrennung eine sog. Oxidation, die Reaktion eines Stoffes mit Sauerstoff. Demzufolge ist reiner Sauerstoff extrem brandfördernd.
  - Daher: Vorsicht bei der Verwendung der HF-Chirurgie in der Nähe von Beatmungssystemen!
- 50–100 % reiner Sauerstoff sollte nicht über einen längeren Zeitraum bei normalem Druck eingeatmet werden, da dies Lungenschäden verursacht.
- Sauerstoff erzeugt keine Gefahrenwahrnehmung bei Menschen. Wir erkennen also eine Sauerstoffanreicherung der Atemluft nicht.

MERKE

Bei Flaschenverwendung kann es aufgrund der ebenso grünen Manschette zur Verwechslung mit Argon kommen, dessen Flasche allerdings in der Grundfarbe grau ist (→ Kap. 2 Argon)!

Die Funktion einer Schraube besteht im Allgemeinen darin, eine Drehkraft in eine axiale Kraft (entlang einer Achse ausgerichtet) umzuwandeln. Sie besteht i. d. R. aus einem soliden Kern und ist umwickelt mit einer spiralförmigen Oberfläche, dem Gewinde. Als Material wird entweder Stahl oder Titan verwendet.[4]

Design

- Abhängig vom Knochen, in dem die Schraube eingebracht werden soll
- Die typischen chirurgischen Schrauben sind Kortikalisschrauben und Spongiosaschrauben (→ Abb. 19.1)
- Es gibt sie mit Vollgewinde oder Teilgewinde

MERKE

Es gibt auch längs**durchbohrte** bzw. -**kanülierte** Schrauben. Diese eignen sich besonders, um sie über einen vorher gesetzten Führungsdraht in den Knochen einzubringen. Diese Schrauben sind immer **selbstschneidend!**

- Der **Kerndurchmesser** bestimmt den Durchmesser des notwendigen Bohrers für die Vorbohrung (Gewindeloch)
- Der **Außendurchmesser** bestimmt den Durchmesser eines Gleitlochs (hier greift die Schraube nicht, sondern gleitet durch das Loch)

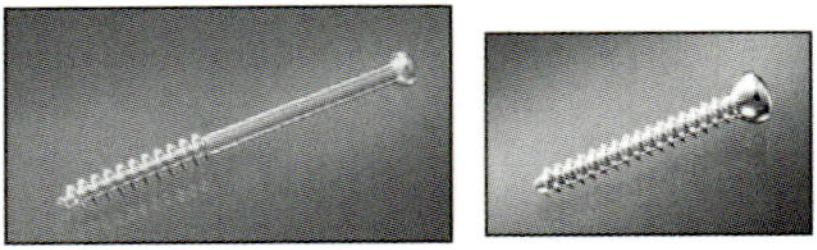

a) Spongiosaschraube 16 mm   b) Kortikalisschraube

Abb. 19.1 Spongiosaschraube (a) und Kortikalisschraube (b) [V228]

Länge

- Die Länge wird vom Kopf bis zur Spitze gemessen
- Schrauben werden in der ganzen Länge gemessen (Kopf bis Spitze), da die meisten Köpfe im Plattenloch versinken

MERKE

Die richtige Schraubenlänge ist wichtig: Zu kurz gewählt, geht sie nicht durch den kompletten Knochen. Zu lang, kann es zu Weichteilirritationen kommen.

Gewinde

- Der Abstand zwischen zwei Gewinderingen nennt sich Gewindesteigung
- Je kleiner der Abstand desto mehr Umdrehung sind notwendig, um die Schraube einzudrehen
- Mehr Umdrehungen, umso fester sitzt die Schraube am Ende im Gewebe
- Kortikalisschrauben haben immer einen kleineren Gewindeabstand als Spongiosaschrauben

Kopf

- Der Schraubenkopf (→ Abb. 19.2) besitzt **zwei grundlegende Funktionen:**
  - Herstellen der Verbindung zum Schraubendreher
  - Die Schraube drehen und in den Knochen einzubringen
- **Ggf. dritte Funktion:** Den Schraubenkopf durch ein eigenes Gewinde in einer Platte winkelstabil fixieren

Spitzen

- Schrauben gibt es mit drei verschiedenen Spitzen:
  - Abgerundete Spitze: benötigt ein Bohrloch und ein vorgeschnittenes Gewinde

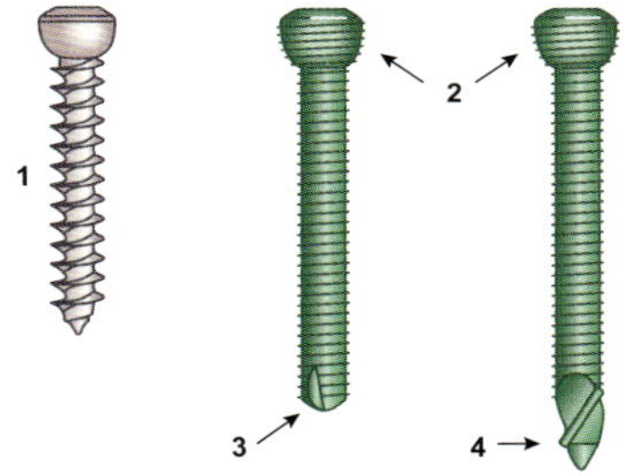

Abb. 19.2 Schraubenformen: 1) Schraube mit Standardkopf 2) Gewindekopf 3) selbstschneidende Spitze 4) selbstbohrende Spitze [E665-05/L157]

- Selbstschneidende Spitze: benötigt nur ein Bohrloch
- Selbstbohrende Spitze: benötigt keine Vorbereitung des Knochens

Größen

Schrauben gibt es in verschiedenen Größen, welche sich immer am Außendurchmesser ihrer Kortikalisschrauben orientieren.[9]

- **Minifragment:** 1,5/2,0/2,7 mm Durchmesser *(1,1/1,5/2,0 mm bohren)*
- **Kleinfragment:** 3,5 mm Durchmesser *(2,5 mm bohren)*
- **Groß- oder Standardfragment:** 4,5 mm Durchmesser *(3,2 mm bohren)*
- **Sonder- bzw. Spezialfragment:** variiert

Funktionen

Interfragmentäre Kompression/Zugschraube:

- Die Schraube wird im 90°-Winkel zum Frakturspalt eingebracht
- Das Bohrloch vor dem Frakturspalt ist dabei das sog. Gleitloch, in dem das Schraubengewinde nicht greift

- Das Bohrloch nach dem Frakturspalt ist das sog. Gewindeloch. Hier greift das Gewinde ordnungsgemäß
- Beim Einschrauben wird dadurch das untere Frakturelement an das obere gedrückt

Fixation von Platten:

- Das Loch der Platte ist größer als der Außendurchmesser des Schraubenkopfes
- Die Platte wird beim Eindrehen der Schraube an die Knochenoberfläche gepresst

Winkelstabile Fixation von Implantaten/Platten:

- Erfordert eine Schraube mit einem Gewindekopf und eine Platte mit Gewinde in den Löchern (→ Kap. 20 Platten)
- Diese Kombination sorgt dafür, dass Platte und Schraube in einem festen Winkel miteinander verbunden sind und so die Frakturfragmente fixiert halten

Stellschraube:

- Schrauben werden so eingesetzt, dass sie zwei Knochen in einer Stellung halten: z. B. Fibula und Tibia beim Riss von Ligamentum interossia und Syndesmose

Verriegelung eines Marknagels (Verriegelungsschrauben):

- Dies sind Schrauben, die durch die Kortikalis und durch ein Loch in einem Marknagel geschraubt werden
- Sie verhindern die Bewegung des Marknagels und der Knochen

Verhinderung der Bewegung eines Hauptfragments (Pollerschraube):

- Dies sind Schrauben, die durch die Kortikalis und beidseitig neben einen Marknagel geschraubt werden
- Sie halten die Fragmente und den Marknagel in Position, wie zwei Pfeiler bzw. Poller

Sievert (Sv) ist eine Maßeinheit zur Angabe der Strahlenbelastung biologischer Organismen und zur Analyse des Strahlenrisikos.
1 Sv = 1 Gy = 1 Joule pro kg
Gray (Gy) ist die Maßeinheit für die Energiedosis, also die pro Kilogramm bestrahlter Materie oder gewebeabsorbierte Energie (in Joule = J). Insbesondere die, die in der medizinischen Strahlentherapie verwendet wird.

Überwachungsbereich [09]

- Der Bereich, in dem eine Strahlenexposition von mehr als 1 mSv pro Kalenderjahr vorliegen kann, z. B. der **Flur außerhalb des Strahlenraums**
- Hier ist **keine Schutzbekleidung** notwendig
- Hier dürfen sich **Praktikanten und Besucher** aufhalten

Kontrollbereich

- Der Bereich, in dem eine Strahlenexposition von mehr als 6 mSv pro Kalenderjahr zu erwarten ist
- Ab hier ist **zwingend Schutzbekleidung** zu tragen
- Der Kontrollbereich ist meist auf den Röntgen C-Bögen vermerkt. Je nach Fabrikat liegt er **zwischen 3,5–4 m**
- Hinweisschilder sind hier erforderlich

Sperrbereich

- Teil des Kontrollbereichs im direkten Umkreis der Strahlenquelle
- Der Bereich, in dem eine Strahlenexposition von mehr als 3 mSv pro Std. stattfindet
- Hier dürfen sich nur Personen aufhalten, wenn es zwingend erforderlich ist. Mit Ausnahme des Patienten müssen diese eine **Strahlenschutzunterweisung** absolviert haben
- Warnschilder sind hier erforderlich (→ Abb. 20.1)

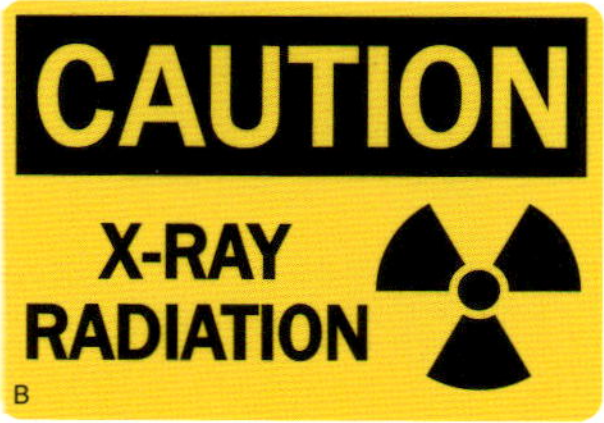

Abb. 20.1 Warnschild Röntgenstrahlung [E1351]

Sicherheitsrelevante Schutzmaßnahmen

- **Röntgenschürze,** am besten zweiteilig, tragen
- **Schilddrüsenschutz** tragen
- **Dosimeter** tragen
- **Schutzbrille** und **Schutzhandschuhe** im Sperrbereich tragen
- **Rollwand** nutzen
- **Unbefugte** entfernen
- **Strahlenschutzunterweisung** für das beteiligte Personal
- **Gonadenschutz** für den Patienten

MERKE

Schwangere und stillende Mütter (Patientinnen ausgenommen) dürfen sich nach §§ 11–13 MuschG maximal im Überwachungsbereich aufhalten.

Bei einer Thrombose handelt es sich um die Bildung eines Blutgerinnsels (Thrombus) in einem Gefäß. Meistens betrifft dieser Vorgang die Venen, seltener die Arterien. Man spricht auch von einer Phlebothrombose oder **t**iefen (Bein-)**V**enen**t**hrombose (TVT).[1]

Ursache

Virchow'sche Trias (nach Rudolph Virchow, Pathologe, 1821–1902, Berlin)

1. Schädigungen/Veränderungen der Gefäßwand
2. Verlangsamter Blutstrom
3. Veränderte Blutzusammensetzung (Viskosität)

Pathogenese/Folgen/Gefahren

A) Thrombus → Verschluss der tiefen Beinvenen → Ödembildung → CVI → Ulkus cruris
B) Thrombus → Embolus → Lungenembolie → **Tod**

Risikofaktoren

Das individuelle Risiko eines Patienten setzt sich aus **Art und Umfang des geplanten Eingriffs** sowie **angeborene bzw. erworbene personenbezogene Faktoren** zusammen.
Eingriffsbezogene Risikofaktoren (→ Tab. 21.1):

Personenbezogene Risikofaktoren:

- Frühere TVT
- Maligne Erkrankung
- Höheres Lebensalter (≥ 60 J.)
- Venöse Thromboembolie (VTE) bei Verwandten 1. Grades
- Chronische Herzinsuffizienz
- Adipositas
- Entzündliche Erkrankungen mit Immobilisation

Patientengruppe	Häufigkeit des Auftretens von TVT
Allgemeinchirurgie	15 bis 40 %
Große gynäkologische Eingriffe	15 bis 40 %
Große urologische Eingriffe	15 bis 40 %
Neurochirurgie	15 bis 40 %
Schlaganfall	20 bis 50 %
Hüft- oder Kniegelenkersatz	40 bis 60 %
Hüftfrakturen	40 bis 60 %
Multiples Trauma	40 bis 80 %
Rückenmarkverletzung	60 bis 80 %
Intensivmedizin	10 bis 80 %

Tab. 21.1 Häufigkeiten TVT nach Patientengruppen [01]

- Therapie mit oder Blockade von Sexualhormonen (zur Kontrazeption; in der Postmenopause; bei Tumorbehandlung)

Präventive Maßnahmen im OP

Ziel: Aufrechterhaltung des venösen Rückflusses und Verminderung des Thromboserisikos

Unter OP relevante Maßnahmen zur Thromboseprophylaxe werden zusammengefasst:

- **Physikalische Maßnahmen** (MTPS, IPK)
- **Medikamentöse Maßnahmen** (Heparin, Danaparoid, Faktor Xa-Inhibitoren, Thrombininhibitoren, Vitamin-K-Antagonisten (Kumarine))

MERKE

Physikalische Maßnahmen gelten zwar als wirksame Grundlage, doch im Vergleich zu einer medikamentösen Maßnahme mit Heparin ist bei ersteren das verbleibende Thromboserisiko höher. Daher ist einer medikamentösen Prophylaxe immer der Vorzug zu geben, sofern keine Kontraindikationen dagegensprechen.

Kontraindikationen

Bei physikalischen Maßnahmen:

- Gleichzeitiges Vorhandensein von pAVK

Bei medikamentösen Maßnahmen:

- Gleichzeitig erhöhtes Blutungsrisiko
- Nierenfunktionsstörungen (für bestimmte Heparine, orale Thrombininhibitoren, Faktor Xa-Inhibitoren, Danaparoid)
- Leberfunktionsstörungen (für parenterale Thrombininhibitoren, Faktor Xa-Inhibitoren)
- Schwangerschaften ab 6. Woche (für Kumarine)

MERKE

In Deutschland ist eine medikamentöse VTE-Prophylaxe mit Heparinen oder neuen oralen Antikoagulanzien so weitgehend implementiert, dass die Anwendung von MTPS in aller Regel nicht erforderlich erscheint. MTPS werden meist nicht als alleinige Prophylaxemaßnahme empfohlen, sondern lediglich in Kombination mit medikamentösen Maßnahmen. Die Länge der MTPS (waden- oder schenkellang) spielt dabei für die Wirksamkeit zur Thromboseverhütung keine relevante Rolle. ASS gilt zur Prophylaxe als nur schwach wirksam, weswegen von ihrer Verwendung abgeraten wird.

Tuberkulose oder kurz TBC ist eine durch ein Bakterium hervorgerufene Lungenerkrankung. Die Erkrankung ist zwar aufgrund der verbesserten Lebensumstände in Deutschland rückläufig, dennoch gibt es noch immer vereinzelt Fälle und auch hier sind Vorsichtsmaßnahmen beim Umgang mit infizierten Patienten zu ergreifen.[16]

Ursache/Erreger

- Bakterium: aerobe, unbewegliche, langsam wachsende, stäbchenförmige Bakterien der Familie *Mycobacteriaceae,* z.B. das *Mycobacterium tuberculosis*

Lokalisation am/im menschlichen Körper

- Primär in der Lunge und dem Sputum (offene Tuberkulose)
- Lymphknoten, Harnwege, Knochen, Gelenke, Verdauungstrakt (extrapulmonale Tuberkulose) – selten bis gar nicht ansteckend

Epidemiologie/Klinik

- In 70 % der Fälle Lungentuberkulose
- Ein Leitsymptom der Lungentuberkulose ist Husten, mit oder ohne Auswurf:
  - Blutiger Auswurf ist umgehend abzuklären
- Gelegentlich: Brustschmerzen und Atemnot
- Mögliche Allgemeinsymptome:
  - Einschränkungen des Allgemeinbefindens, Appetitmangel, unbeabsichtigte Gewichtsabnahme, leichtes Fieber, vermehrtes Schwitzen (besonders nachts), Müdigkeit, allgemeine Schwäche oder Grippezeichen
- Junge Kinder sind in der Hälfte symptomlos

Übertragungswege

- Von Mensch zu Mensch:
  - Einatmen erregerhaltige Aerosole, freigesetzt durch Husten und/ oder Niesen

MERKE

Eine ansteckungsfähige Erkrankung liegt dann vor, wenn der pulmonale Krankheitsherd Anschluss an die Atemwege hat und so Bakterien in die Umwelt freisetzen kann (sog. offene Lungentuberkulose).

- Der Ansteckungsgrad ist abhängig von der Bakterienlast im Sputum

MERKE

Das Risiko, sich mit TBC, anzustecken hängt stark von folgenden Faktoren ab:

- Häufigkeit, Enge und Dauer des Kontakts: i. d. R. bedarf es einer mehrstündigen Exposition, vorwiegend in geschlossenen Räumen, zum Erkrankten
- Menge und Virulenz der eingeatmeten Erreger
- Empfänglichkeit der exponierten Person

... und geschieht nicht so leicht, wie z. B. bei COVID-19 (→ Kap. 4 Coronavirus)

Hygienische Maßnahmen beim Umgang mit infizierten Personen

- Konsequentes Einhalten der **Basishygiene** (→ Kap. 14 MRSA)
- Durchgängiges Tragen einer **FFP2-Maske auch durch den Patienten** (bis zur Intubation und ab der Extubation)
- Verwendung eines **tuberkuloziden (Hände-)Desinfektionsmittels**

- Unterbringung in einem **separaten Saal, isoliert** von anderen Patienten
- Idealerweise Nutzen einer **separaten Schleuse**
- Üblicherweise OP am Ende des OP-Programms planen **(RKI-Gruppe 4)**
- Die raumlufttechnische Anlage des Saals wird auf **Unterdruck** für kontaminiertes Arbeiten eingestellt: Die **Saaltüren** sind daher **geschlossen** zu halten
- Sämtliche **Schutzausrüstungsgegenstände** werden vor Verlassen des Saals **entsorgt**
- Kontaminierte Bereichskleidung (gesichert oder vermutet) wird umgehend auf direktem Wege gewechselt
- Im Saal sowie in der genutzten Patientenschleuse wird im Anschluss eine gründliche **Abschlussreinigung** (→ Kap. 14 MRSA) durchgeführt

„Hypothermie“: Ausgehend von einem Normaltemperaturbereich im Körperkern des Menschen von 36,5–37,5 °C liegt die allgemein akzeptierte und klinisch relevante Schwelle zur Hypothermie bei 36 °C.[18]

TIPP

Laut Experten:

- ...sollte die Körpertemperatur einer Patientin oder eines Patienten 1–2 Std. vor Beginn der Anästhesie gemessen werden
- ...soll intraoperativ die Messung kontinuierlich oder mindestens alle 15 Min. erfolgen
- ...gehört eine Temperaturmessmöglichkeit zur Grundausstattung eines jeden Anästhesiearbeitsplatzes

MERKE

Empfohlenes perioperatives Messverfahren ist die kalibrierte orale (sublinguale) Messung. Alternativ kann intraoperativ mit abnehmender Genauigkeit auch die oro-/nasopharyngeale, ösophageale oder vesikale Messung gewählt werden.
Als **unzuverlässig** gelten **Infrarot-Ohr-Temperaturmessung und Infrarot-temporalarterielle-Temperaturmessungen,** sie sollten nicht eingesetzt werden.

Entstehung/Pathogenese

- 60 % des Wärmeverlustes entstehen durch Wärmeabstrahlung (Radiation) unseres Körpers [6]
- 15 % entstehen durch Konvektion (Luftströmung im OP-Saal, die warme Luft gegen kalte Luft austauscht)
- 12 % respiratorische Wärmeabgabe (Ausatmen von warmer Luft)

- 10 % Wärmeverlust durch den offenen OP-Situs und Infusionen/Transfusionen
- 3 % des Wärmeverlustes entstehen durch direkten Kontakt (konduktiv)

Unabhängige Risikofaktoren

1. **Patientenbezogene Risikofaktoren:**
   - ASA-Risikoklasse größer ASA I
   - Diabetes mellitus mit diabetischer Neuropathie
   - Präoperative Körperkerntemperatur kleiner 36 °C
2. **Anästhesiebezogene Risikofaktoren:**
   - Kombinierte Allgemein- und Regionalanästhesie
   - Lange Anästhesiedauer (OP-Dauer über 2 Std.)
3. **Operationsbezogene Risikofaktoren:**
   - Größe des chirurgischen Eingriffs
   - Operationsdauer > 2 Std.
   - Hohe Volumina an Spülflüssigkeit (> 20 L)
   - Transfusion ungewärmter Blutkonserven (i. d. R. 4 °C)
4. **Umgebungsbezogene Risikofaktoren:**
   - OP-Raumtemperatur (von 21–24 °C ist besser als 18–21 °C. Der Effekt ist bei Allgemeinanästhesien stärker ausgeprägt als bei Regionalanästhesien)
5. **Pharmakologische Risikofaktoren:**
   - Klinisch relevante Einflüsse verschiedener anästhesiologisch relevanter Medikamente auf das Risiko der Entstehung einer perioperativen Hypothermie sind aus Expertensicht nicht eindeutig belegt.

Folgen von Hypothermie

- Erhöhte Letalität (Tödlichkeit der Primärerkrankung)
- Kardiale Komplikationen (z. B. Herzstillstand, -infarkt, -rhythmusstörungen u. Ä.)
- Gerinnungsstörungen mit vermehrter Blutung
- Wundheilungsstörungen
- Postoperatives Shivering (Kältezittern; Sauerstoffverbrauch erhöht sich um ca. 40 %)
- Verlängerung der Wirkdauer von Anästhetika
- Periphere Vasokonstriktion mit Abnahme des subkutanen Sauerstoffpartialdrucks

Präventive Maßnahmen im OP

MERKE

Es ist leichter und effizienter, einen warmen Körper auf Temperatur zu halten, als einen abgekühlten Patienten aufzuwärmen!

- **Prewarming – präoperatives Vorwärmen von Patientinnen und Patienten:**
  - Patienten sollen vor Einleitung einer Allgemeinanästhesie aktiv über die gesamte Körperoberfläche gewärmt werden.
  - Konvektive Wärmezufuhr (ca. 40–44 °C warme Luft) soll möglichst 30 Min. (mind. 10 Min.) eingesetzt werden; konduktive Wärmezufuhr alternativ möglich.
  - Patienten sollten auch vor Anlage (nicht früher als ca. 120 Min präoperativ) einer Epidural- oder Spinalanästhesie aktiv gewärmt werden.

MERKE

Warmluftgebläse („Forced-Air-Warming") niemals ohne Verwendung der zugehörigen Wärmedecke direkt auf die Haut des Patienten leiten (sog. „hosing")! Ein derartiges Vorgehen widerspricht den Herstelleranweisungen und kann zu lokalen Überhitzungen der Haut oder gar Verbrennungen führen.

- **Operatives Wärmen von Patientinnen und Patienten:**
  - OP-Raumtemperatur von mindestens 21 °C
  - Aktives Wärmen in der operativen Phase (von Beginn der Narkoseeinleitung bis zum Ende der Narkose) mit einer Anästhesiedauer länger als 30 Min.
  - Bei vorgewärmten Patienten kann bei einer Anästhesiedauer von weniger als 60 Min. auf ein aktives intraoperatives Wärmen verzichtet werden
  - Wärmung von Infusionen und Blutprodukten bei Raten von > 500 ml pro Std.
  - Verwendung von vorgewärmten Spüllösungen (auf ca. 38–40 °C)
  - Spüllösungen für Gelenke müssen **nicht vorgewärmt** werden
  - Isolation von nicht aktiv gewärmten Körperoberflächen

TIPP

Das Mittel der Wahl für ein **aktives Wärmen** ist das **konvektive Verfahren** (Wärmezufuhr durch Warmluftgebläse und spezieller Decke):
- Das Risiko der Verbrennung ist hier insgesamt gering.
- Das Risiko von erhöhten Keimzahlen im OP bzw. OP-Gebiet ist bislang nicht belegt!

Alternativ kann auch ein konduktives Verfahren (Wärmezufuhr durch direkten Körperkontakt) verwendet werden, welches teils sogar effektiver ist als konvektive Verfahren. Probleme in der praktischen Anwendbarkeit sowie teils sehr hohe Kosten relativieren den Einsatz jedoch.

MERKE

Kontraindikationen: Es dürfen nur Bereiche proximal einer Gefäßabklemmung aktiv gewärmt werden, um die Ischämie-Toleranz des abgeklemmten Gewebes nicht zu reduzieren.

- **Postoperative Phase (AWR, IMC, Intensivstation):**
  - Die Ausleitung einer Allgemeinanästhesie sollte in Normothermie erfolgen
  - Postoperatives Shivering soll mit aktiver Wärmezufuhr behandelt werden

Spezielle Patientengruppen: Kinder

- Die Normaltemperatur (rektal) bei Kindern bis 5 Jahre beträgt 36,5–**38 °C**
- Gerade Säuglinge kühlen schneller aus als ältere Kinder und Erwachsene
- Regelmäßige Temperaturmessung ist hier obligat
- OP-Saaltemperatur einstellen auf etwa 24 °C